GUÍA SIMPLE DE PRIMEROS AUXILIOS

Por la Dra. Kathleen Handal
Doctora de Emergencias

"Un libro electrónico inestimable...Valiosos recursos que contribuyen a mejorar la salud y la seguridad de la familia... una guía concisa que evita la necesidad de adivinar, explicándole al lector exactamente qué hacer y qué no hacer cuando se presenta una situación de primeros auxilios".
Sari Fine Shepphird, Ph.D. Psicólogo y Autor

"La clave está en la tapa del libro...'Léelo antes de que lo necesites'... Te ayudará a decidir qué es lo que puedes hacer en tu hogar, y cuándo necesitas buscar más ayuda".
Claire Merrick

"Una contribución accesible e inestimable a la educación necesaria para encontrar las respuestas en casos de primeros auxilios"
Delores Rogers

"Reemplaza ese libro de consulta viejo y pesado".
Stephanie Herold

Recientemente adquirimos estos manuales en francés, inglés y español como una guía rápida de primeros auxilios para los sitios de proyectos internacionales de nuestra compañía. Operamos en más de 40 países y la "Guía de primeros auxilios del Doctor" de la Dra. Handal es una guía fácil de leer, compacta y completa para una gran variedad de padecimientos y temas de salud que pueden surgir sin importar dónde te encuentres. Consideramos que este manual equipará mejor a nuestro personal para hacer frente a los problemas diarios de primeros auxilios que puedan surgir y recomendamos ebfáticamente esta guía a otros.
Becca, *Abt Associates*

Published by DocHandal, LLC

ISBN-13: 978-0-9827131-6-7

DocHandal, LLC publica materiales de primeros auxilios, salud y seguridad en una variedad de formatos electrónicos. La editorial puede disponer de descuentos para órdenes al por mayor y para ediciones personalizadas.

Para mas información visita
http://www.DocHandal.com.

RESPONSABILIDAD LEGAL: Esta es una guía para aplicar sólo hasta que se obtenga asistencia médica. El autor no garantiza que todos los primeros auxilios o procedimientos médicos aceptables estén contenidos aquí, o que las circunstancias anormales o inusuales no requieran de procedimientos adicionales. Este material no está diseñado para reemplazar el material de formación en primeros auxilios de instructores calificados o la evaluación por parte de un médico. La Doctora Handal recomienda la capacitación formal en primeros auxilios y RCP para todos. La información contenida en esta guía es una recopilación de primeros auxilios generales que reflejan los conocimientos actuales y las prácticas de emergencia aceptadas en los Estados Unidos en el momento que esta guía fue impresa y al día de su actualización. Es muy importante que el lector permanezca informado acerca de los cambios en los procedimientos de atención de emergencia.

ACERCA DE LA AUTORA

La Dra. Kathleen Handal, es conocida nacional e internacionalmente en el ámbito de la medicina de emergencia. Es la autora del "Manual de Primeros Auxilios y Seguridad de La Cruz Roja Americana" que fue escrito para el público general.

La Doctora cree que los médicos tienen la responsabilidad de enseñar y compartir el sentido común. Su página web www.Dochandal.com sirve como base para sus grandes esfuerzos en post de la educación al consumidor. Ella es anfitriona y huésped frecuente que coopera en programas radiales de salud y también ha participado en la CNN y Today Show.

Su video "Emergencias Médicas en el Lugar de Trabajo" ganó una medalla de bronce en el concurso Internacional de Cindy y fue finalista del premio Telly. Ha sido coautora de una serie de libros de texto de medicina. Como parte de su dedicación a la educación ella escribió, dirigió y produjo "Corrida de Trauma" un video distribuido a nivel nacional para los grados 2-6. El video producido al Español y al Inglés enseña a los niños cómo responder ante una emergencia médica cuando no hay adultos disponibles.

En "ER Doc's Guide" (*"Tu guía de energencias"*) ella aporta información valiosa sobre cómo funciona una sala de emergencias para que cada persona sepa cómo lograr la major atención posible. Será como tener a la Dra. Handal a tu lado cuando más la necesites.

Agradecimientos

Muchas gracias a Brian Coonce, Rocío Marín, Jessica Reyes, Barbara O'Neill-Maguire, BSN, RN, OCN, Anita Kaul, Barbi Neary, RTT y todos mis pacientes de sala de emergencias por sus muchas y variadas contribuciones a lo largo de los años, especialmente por la paciencia y confianza.

TABLA DE CONTENIDOS

MARCANDO LA DIFERENCIA

Los pasos que toma un socorrista durante los primeros minutos de una emergencia médica son críticos, pueden significar la diferencia entre la incapacidad temporal o permanente, o entre la vida y la muerte. Es por eso que el conocimiento de las técnicas de primeros auxilios y el entrenamiento son tan importantes. Te preparan para intervenir con serenidad y eficacia ante una emergencia. Todo el mundo tiene la oportunidad de salvar una vida. ¡Tú también! Sólo debes saber cómo actuar en esos instantes.

En este libro encontrarás instrucciones fáciles de seguir, básicamente referidas a cómo ayudar en las emergencias médicas más comunes y habituales. Vas a aprender qué hacer y qué no hacer si eres el primero en llegar al lugar del incidente. Debes saber que es fundamental familiarizarse con este material antes de que ocurra un incidente, y tener en cuenta que la lectura de esta información no reemplaza a la instrucción formal y a la práctica o entrenamiento. De hecho este libro presenta las situaciones de emergencia más habituales, pero no todas las posibles.

Antes de convertirte en un socorrista, debes ser consciente de tu propia sensibilidad y de tus limitaciones físicas. Pero, debes saber que aún si no estás listo para la asistencia práctica en la escena de una emergencia médica, puedes ayudar. El hecho de saber cómo conseguir ayuda y cómo comunicarse eficazmente con el personal adecuado, aportando los datos necesarios, puede hacer la diferencia entre la vida y la muerte.

También es importante ejercitar la tolerancia y la comprensión por la situación de la víctima. Tu trabajo es mantener la calma y tranquilizar a la víctima sin hacer falsas promesas. Recuerda siempre darle a la víctima toda la privacidad que sea necesaria.

Nuevamente, pensar sobre este tema y el papel que tú podrías desempeñar algún día al socorrer a una víctima, marcará una diferencia en garantizar la eficacia de tu ayuda.

¡LEE ESTE LIBRO ANTES DE NECESITARLO!

En este libro aprenderás a:

- Evaluar la situación.
- Establecer prioridades.

- Realizar Reanimación Cardiopulmonar (RCP) y usar el desfibrilador externo automatizado (DEA, o AED por sus siglas en inglés).
- Administrar los primeros auxilios para situaciones específicas de emergencia.
- Crear una ficha informativa de emergencia.
- Armar un botiquín de primeros auxilios usando la lista del kit de Primeros Auxilios de la Dra.Handal.

NOTA: Cualquier palabra en negrita en este libro puede ser referida de la tabla de contenido.

Primeros auxilios: un tema serio.
Dedica un tiempo a aprender cómo ayudar. Todo momento que pases haciendo esta actividad es tiempo bien invertido. Asegúrate de tener un botiquín de primeros auxilios en tu hogar, en tu automóvil y en tu lugar de trabajo. Familiarízate con su contenido. Reemplaza y actualiza los suministros según sea necesario. Debes estar preparado para actuar rápida y correctamente ante una emergencia médica.

1. EVALUAR LA SITUACIÓN

Tu primer paso en una emergencia médica, antes de intentar un rescate, debe ser mirar a tu alrededor y preguntarte: "¿Es este lugar seguro para mí?". Muy a menudo los socorristas bien intencionados se convierten ellos mismos en víctimas cuando arriesgan su propia seguridad para ayudar a otros. No creas que precipitarte te convertirá en un héroe. Si el lugar de los hechos no es seguro, busca ayuda o ponte un Equipo de Protección Personal (PPE, siglas en inglés) que te permitirá ayudar de forma segura.

Recuerda que la sangre y otros fluidos del cuerpo pueden contener materia infecciosa, entonces SIEMPRE toma **Precauciones Universales**, como usar guantes o una máscara protectora para RCP. La máscara de RCP debe estar siempre en tu **Botiquín de Primeros Auxilios**.

2. ESTABLECER PRIORIDADES

Una vez que has determinado que es seguro para ti entrar al área del accidente, acércate a la víctima. Mientras lo haces, busca señales de vida. Toca a la víctima en el hombro y pregúntale "¿Estás OK? La palabra OK es universalmente comprendida. Determina si la víctima está respirando.

*Si se sospecha de una lesión en la columna vertebral o en el cuello, no muevas a la víctima a menos que haya una amenaza de incendio, explosión, o algún otro riesgo de vida. Si la victim está boca abajo voltéala con la cara hacia arriba. Si hay sospecha de lesión en la espina dorsal usa la "**Técnica de rodar el tronco**" para girar a la víctima.*

- **Si la víctima no responde LLAMA POR AYUDA MEDICA y si no respira envía a alguien para que consiga un DEA y comienza la RCP.**

- **Si la víctima responde, identifícate como alguien dispuesto a ayudar. Averigua cuál es el problema y toma medidas para ayudar a la víctima. Siempre atiende en primer lugar las lesiones más graves. Es importante mantener la calma y darle seguridad a la victim mientras realizas las medidas de primeros auxilios.**

LLAMAR POR AYUDA

Cómo pedir ayuda es otro aspecto fundamental a considerar. En la mayoría de los casos, la víctima necesitará algún tipo de asistencia médica de emergencia, ya sea de Técnicos de Emergencia Médica (EMT, en Inglés), paramédicos, una enfermera de una compañía de salud, o un médico en el hospital. Si no estás solo, pídele a la otra persona que vaya en busca de asistencia médica mientras tú ayudas a la víctima. ¡En una emergencia es importante recordar que cada minuto cuenta!

Si te encuentras solo, en ciertas circunstancias, la intervención es tu prioridad. Sin embargo, habitualmente es mejor llamar a los Servicios de Emergencia Médica (SEM) de tu área antes de intervenir, especialmente si eres testigo de un colapso o si te encuentras con una víctima que no responde. El número varía en diferentes partes del mundo: 911 en EE.UU. y Canadá; 999 en muchos otros países, incluido el Reino Unido, Hong Kong y Singapur. En Australia llama al 000 o 112 desde todos los teléfonos móviles GSM o 106 para un servicio basado en textos. No todas las áreas en los EE.UU. permiten textos al 911. Revisa por cambios en tu área.

Nota: Siempre ten a mano el número de Emergencias Médicas de tu área. Por ejemplo: 911en EE.UU. y Canadá; 112 en España y la UE; 911 ó 107 en Argentina; 131 en Chile; 066 en México; 123 en Colombia; 911 en Costa Rica, Ecuador y El Salvador; 142 en Paraguay; 171 en Venezuela, etc.

Cuando llames al Servicio de Emergencia Médica, recuerda que hay ciertas cosas que la operadora necesita saber con el fin de enviarte ayuda rápidamente:

- La dirección y la ubicación del hecho de emergencia (incluyendo cruces de calles y direcciones específicas para la localización exacta del accidente).
- Tu nombre, número de teléfono, y el número de un teléfono cercano al lugar donde te encuentras.
- Una descripción de lo sucedido y cuántas personas necesitan ayuda. También es una buena idea revisar la muñeca y el cuello de la víctima en busca de una etiqueta de alerta médica, y que le transmitas la información a la operadora de emergencias médicas.
- Permanece en el teléfono hasta que la operadora te diga que puedes cortar la conversación. Mantén la calma y escucha con atención -la operadora puede darte instrucciones de primeros auxilios muy valiosas, inclusive cómo realizar RCP, para asistir a la víctima hasta que llegue la ayuda..

Cuando los segundos cuentan la **Ficha de Información de Emergencia** es fundamental para ahorrar tiempo. Dedica tiempo a anotar los números de emergencia en una hoja, cópiala y pégala junto a los teléfonos en tu lugar de trabajo y en tu hogar. Disponer de esta información a mano te ayudará a conseguir asistencia médica de emergencia rápidamente.

Además, ten siempre a mano el número de teléfono de alguna persona a quien llamar en caso de emergencia. El personal de emergencia se comunicará con esta persona para obtener información de la víctima y/o para avisar acerca del incidente.

PRECAUCIONES UNIVERSALES

Cualquiera que esté involucrado en el cuidado de una persona enferma o lesionada puede estar en riesgo de adquirir una enfermedad infecciosa, tal como Hepatitis, Tuberculosis, Síndrome de Inmunodeficiencia Adquirida (SIDA) o Meningitis, entre otras. Identificar la presencia de una enfermedad transmisible al momento de un accidente puede ser difícil o imposible; por eso los socorristas deben suponer que todas las víctimas representan un riesgo. Siempre toma medidas de precaución para evitar entrar en contacto con los fluidos corporales de otra persona (sangre, orina, esputo, secreciones). Las medidas protectoras también deben tomarse al limpiar a la víctima o al arrojar los materiales empleados para curarla.

Para reducir el riesgo de infección,sigue las siguientes pautas:

- Siempre cubre todas tus zonas abiertas de la piel.
- Usa el EPP (Equipo de Protección Personal) apropiado: guantes, máscara, protectores de RCP, y gafas protectoras.
- Si es posible coloca una barrera entre tú y los fluidos corporales de otra persona.
- Reduce al mínimo las salpicaduras de fluidos corporales.
- Lávate las manos y cualquier área expuesta con agua y jabón inmediatamente después de proporcionar atención, ¡aún si usaste guantes!
- Maneja objetos cortantes con precaución.
- Usa una máscara si hay riesgo de exposición a una enfermedad de transmisión por vía aérea.
- Desecha el EPP contaminado en un contendor apropiado.

Contacta inmediatamente a tu médico de cabecera (médico particular / general) si has estado en contacto directo con los fluidos de otra persona, especialmente si estás preocupado.

3. REANIMACIÓN CARDIOPULMONAR (RCP)

Si la persona no responde (parece sin vida, no se mueve, y no responde a tu grito o un golpecito en el hombro) y no respira debes comenzar con las maniobras de RCP inmediatamente. ¡Jadear no significa respirar! Cuando me refiero a una persona que no responde, significa que parece no tener vida, no se mueve ni responde al tocarle el hombro. Si esto ocurre, grita para que alguien llame al Servicio de Emergencia y consigue un DEA – desfibrilador externo automatizado. Un DEA aplicado rápidamente puede reiniciar el funcionamiento del corazón. No te preocupes, el DEA es fácil de usar y se han incluido en este Manual las instrucciones sobre cómo manejarlo.

- Comprende que cuando el corazón de la víctima ha dejado de bombear sangre (paro cardíaco), se puede iniciar un daño cerebral permanente en un lapso de cuatro a seis minutos, por lo que debes actuar con rapidez.

- Un paro cardiaco puede ocurrir a cualquier edad y puede ser causado por muchos factores, incluyendo ataque al corazón, asfixia, reacciones alérgicas, estrangulamiento, inmersión, o descarga eléctrica.

Lo que debe hacer un socorrista cuando se necesita RCP depende del entrenamiento. Si eres inexperto en RCP debes comenzar inmediatamente con las compresiones en el pecho, y seguir las instrucciones que da el operador de un Servicio de Emergencia. Si eres un socorrista entrenado y capaz, puedes comenzar con las compresiones de pecho y añadir la respiración de rescate, siguiendo las pautas actuales. Las investigaciones han demostrado que cuando las compresiones de pecho se dan de inmediato ante un paro cardiaco, las posibilidades de supervivencia de la víctima mejoran.

A continuación voy a explicar cómo realizar la RCP sólo con compresiones de pecho en un adulto, para aquellos de ustedes que nunca hayan tomado clases de reanimación cardiopulmonar o la clase Heartsaver®. Luego, debido a que yo siempre recomiendo el entrenamiento formal en RCP, repasaré los aspectos básicos que aborda una clase de RCP para aquellos que ya lo han aprendido.

Si nunca has tomado una clase de RCP debes leer la sección **Clases Básicas de RCP**. Estar familiarizado con esta información será útil en caso de que un operador de Emergencias Médicas deba guiarte a través de las técnicas de rescate de una vida.

NOTA: Los proveedores de salud, como enfermeras y paramédicos, aprenden instrucciones más detalladas de las que encontrarás en este libro.

RCP SÓLO CON COMPRESIONES DE PECHO

- Debes estar seguro que tú estás a salvo.

- Toca a la víctima y grita "¿Estás ok?" para evaluar la capacidad de respuesta y para ver si la persona está respirando—jadear NO es respirar.

- Si no responde, solicita que alguien llame a Emergencia Médicas y consigue un DEA mientras inicias las compresiones de pecho.

- Coloca a la víctima en forma horizontal sobre una superficie firme con la cabeza en el mismo nivel que el corazón. Abre su ropa en la zona del pecho.

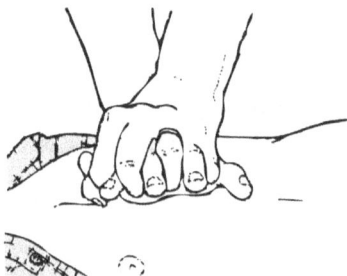

- Arrodíllate frente al pecho de la víctima. Coloca el talón de tu mano el centro del pecho - la mitad inferior del esternón.

- Coloca el talón de tu otra mano en la parte superior de la mano sobre el pecho. Con los hombros hacia atrás, estira tus brazos, inclínate directamente sobre la persona y mantén los codos trabados.

- Aplica una presión hacia abajo mediante ambos brazos para empujar el esternón hacia abajo, hacia la columna vertebral, al menos 5 cm (2 pulgadas). Empuja con fuerza y rápido a un ritmo de 100-120compresiones por minuto (100-120/min.). Permite que el pecho vuelva a su posición entre las compresiones. Es un trabajo duro. No detengas las compresiones a menos que sea absolutamente necesario.

- Puedes ser guiado por un operador de Emergencias Médicas para realizar respiraciones de rescate.
    - Si no dispones de una máscara protectora para RCP y tienes algún temor de dar respiración de rescate o consideras que la víctima tiene alto riesgo de transmitir alguna enfermedad, dilo. Tu propia seguridad es una prioridad.

NOTA: La RCP en bebés y niños tiene mejores resultados cuando las compresiones de pecho se combinan con respiración de rescate. Esto se aprende mejor en una clase de RCP.

CLASE BÁSICAS DE RCP

Recuerda que el buen funcionamiento del corazón y de los pulmones es básico para la vida. Monitorear la capacidad de respuesta, que incluye determinar si la persona está respirando y si su corazón bombea, tiene prioridad sobre otras enfermedades y lesiones. Porque, seamos sinceros, si no estás respirando y tu corazón no late, estabilizar un hueso fracturado no hará mucha diferencia.

Un rescatista entrenado, es alguien que ha tomado una clase de RCP, debe proporcionar, como mínimo, compresiones de pecho. Las respiraciones de rescate pueden añadirse en una proporción de 30 compresiones por 2 respiraciones. Así que, si encuentras a alguien que no responde, comienza directamente con las compresiones de pecho y realiza respiraciones de rescate tal como has aprendido.

Cuando se trata de una víctima que no responde, es correcto pensar en realizar la secuencia *Compresiones, Vías aéreas y Respiración* (C-A-B, en inglés) en lugar de *Vías aéreas, Respiración y Circulación* (A-B-C, en inglés). Sin embargo, si estás monitoreando a alguien que está teniendo una convulsión, por ejemplo, controlar la respiración de la persona es lo más importante. Usa tu sentido común y establece prioridades cuando debes monitorear a una víctima.

Recuerda, la RCP implica el uso de las compresiones en el pecho y respiración de rescate. Durante la RCP el rescatista entrenado intenta mantener un flujo constante de oxígeno y de sangre en la víctima, cuyos pulmones y corazón han dejado de funcionar.

Una persona entrenada podrá hacerlo mejor. Recuerda:

> C - Compresiones de Pecho (Chest Compressions)
> A - Vía Aérea (Airway)
> B- Respiración (Breathing)

A continuación presentamos los fundamentos de la RCP para un rescatista que debe socorrer a un adulto:

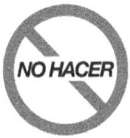

- No muevas a la víctima si sospechas una lesión en la espalda o el cuello a menos que sea necesario para restablecer la respiración o la circulación. Y, en ese caso, sólo utiliza la **Técnica de rodar el tronco** de modo que la persona se mueva como una unidad.
- No inclines la cabeza de la víctima hacia atrás para abrir la vía aérea si sospechas de una lesión en el cuello o en la columna vertebral.
- No presiones sobre el tejido blando del mentón o el cuello durante la **Respiración de Rescate**.

C – COMPRESIONES DE PECHO

Para realizar las compresiones de pecho en un adulto:

- Coloca a la víctima en forma horizontal sobre una superficie firme con la cabeza en el mismo nivel que el corazón. Abre su ropa en la zona del pecho.
- Arrodíllate frente al pecho de la víctima. Coloca el talón de tu amno en la mitad del pecho –la mitad inferiro del esternón.
- Coloca tu otra mano en la parte superior. Con los hombros hacia atrás, estira tus brazos, inclínate directamente sobre la persona y mantén los codos trabados.
- Aplica una presión hacia abajo mediante ambos brazos para empujar el esternón hacia abajo, hacia la columna vertebral, al menos 5 cm (2 pulgadas). Empuja con fuerza y rápido a un ritmo de 100-120 compresiones por minuto (100-120/min.).
- Libera la presión después de cada compresión pero no retires tus manos del pecho de la víctima. No hagas pausas entre compresiones. La compresión debe ser suave, regular e ininterrumpida. El tiempo de compresión y de relajación debe ser el mismo.
- Después de 30 compresiones, respira dos veces en la boca de la víctima (cada respiración debe durar 1 segundo).

NOTA: Los profesionales sanitarios están capacitados para verificar si hay pulso. Es importante que entiendas cómo hacerlo.

CHEQUEAR EL PULSO

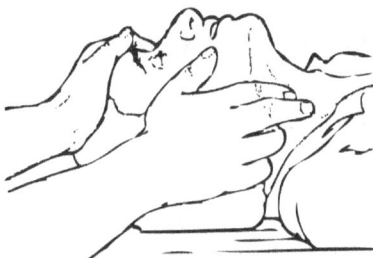

Con los dedos (no los pulgares), toca suavemente la arteria carótida en el cuello de la victim por no más de 10 segundos para encontrar el pulso. (Para encontrar la arteria carótida, coloca dos dedos sobre la nuez de Adán de la víctima -laringe. Desliza tus dedos hacia el lado y dirígelos hacia el surco entre la tráquea y el músculo en el lado del cuello. Allí es donde se localiza la arteria carótida. Toca suavemente para hallar el pulso.

SI HAY PULSO PERO NO HAY RESPIRACIÓN – Realiza la **Respiración de rescate** a un ritmo de una respiración cada 5-6 segundos (10 - 12 respiraciones / min) hasta que la respiración se restablezca o hasta que llegue la ayuda.

RECUERDA: SI NO HAY PULSO - y la ayuda médica ha sido llamada, continúa las **Compresiones en el pecho** hasta que llegue el DEA (desfibrilador)

A – VÍA AÉREA

A veces una obstrucción puede causar que la víctima deje de respirar. A continuación se muestra cómo abrir las vías respiratorias de la víctima y despejar una obstrucción y prepararse para la respiración de rescate:

Inclinación de cabeza, Elevación de la barbilla

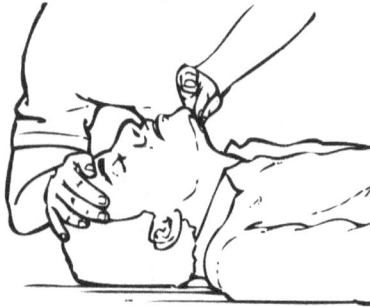

- La causa más común de obstrucción de la vía aérea es la lengua. Para mantener las vías aéreas abiertas inclina la cabeza y eleva la barbilla.
- Coloca una mano en la frente de la víctima y los dedos de tu otra mano debajo de la parte ósea de la barbilla. Presiona hacia abajo en la frente y levanta la barbilla para que la boca esté ligeramente abierta. Si sospechas de una lesión en la columna, no presiones la frente hacia abajo ni inclines la cabeza hacia atrás. Simplemente, eleva la barbilla. La víctima puede comenzar a respirar después de abrirle la vía aérea. Si la víctima está respirando, y no se sospecha de una lesión de la

columna vertebral, coloca a la víctima en
Posición de Recuperación.

- Si se ve o se alcanza una obstrucción de la vía
  aérea, y la víctima está inconsciente, quita el
  objeto con tu dedo índice (debes usar guantes).
- Nunca coloques tus dedos en la boca de un
  individuo consciente o semiconsciente. Si la
  victim está consciente proporciona primeros
  auxilios para caso de **asfixia**.

Si la vía aérea está despejada, **Verifica la respiración**.

B – VERIFICAR LA RESPIRACIÓN

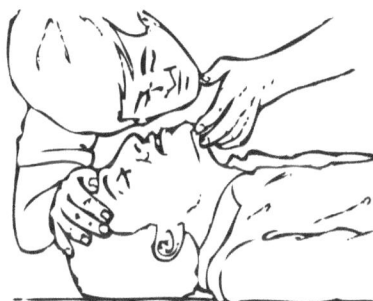

Coloca tu oreja sobre la boca y la nariz de la víctima. Busca signos de respiración. Jadear no es respirar. Si la víctima no respira, comienza con la **Respiración de rescate** (usa una máscara de RCP si está disponible). Si tienes algún recaudo en proporcionar respiración de rescate boca o boca, o si consideras que la víctima tiene un riesgo elevado de transmitir alguna enfermedad, realiza **RCP sólo con compresiones de pecho.**

LA RESPIRACIÓN DE RESCATE (BOCA A BOCA)

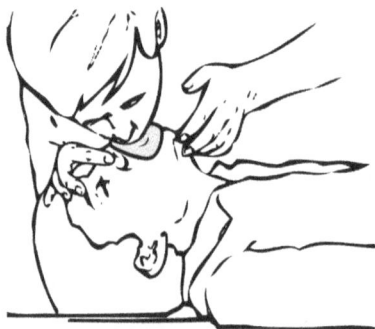

Presiona la nariz de la víctima para cerrar las fosas nasales, manteniendo abiertas las vías respiratorias mediante la inclinación de la cabeza y la elevación de la barbilla ((usando la mano sobre la frente).

- Toma una respiración profunda y sella tus labios alrededor del exterior de la boca de la víctima, preferentemente con una máscara protectora de RCP, creando un cierre hermético.
- Suminístrale a la víctima dos respiraciones completas (un segundo cada una) quitando tus labios de la boca de la víctima para inhalar entre cada respiración.

- Verifica que el pecho sube y baja con cada respiración que le suministras. La elevación del pecho durante tus exhalaciones indica la efectividad de tus respiraciones.
- Realiza cinco series del ciclo 30-a-2 durante 2 minutos.
- Continúa con la RCP hasta que se aplique el DEA (desfibrilador externo automatizado), la persona comience a moverse, y llegue la ayuda, o hasta que tú no puedas continuar.

DESFIBRILADOR EXTERNO AUTOMATIZADO - DEA (AED, siglas en inglés)

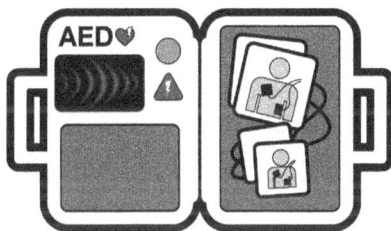

Realizar sólo RCP no siempre es suficiente para reiniciar el corazón. El DEA salva vidas si se utiliza directamente para ciertos tipos de paros cardíacos. Este dispositivo médico computarizado analiza del corazón y libera una descarga eléctrica (desfibrilación) cuando se necesita, a través de unas almohadillas adhesivas. El DEA y tú trabajan a través de mensajes visuales y auditivos. Las instrucciones son simples y se dan un paso a la vez.

El operador de Emergencia Médicas puede decirte dónde se encuentra ubicado el DEA más cercano y te dará instrucciones para encontrarlo. Los desfibriladores suelen encontrarse en lugares públicos y también son transportados al lugar de los hechos por socorristas capacitados. Las aplicaciones de Smartphone para algunas localidades muestran el DEA más cercano y el ciudadano entrenado dispuesto a responder.

La supervivencia depende de la hora de comienzo de la RCP y la desfibrilación. Así que hasta que llegue el DEA, se deben realizar compresiones de pecho presionando rápido y duro sobre el pecho. Cuándo un DEA está disponible, los socorristas deben realizar RCP mientras se aplica el desfibrilador.

Es bueno saber:
- La desfibrilación sólo puede salvar un corazón que se detuvo por ritmos específicos.
- Las almohadillas para los niños, de uno a ocho años, están claramente marcadas.
- Si la víctima tiene mucho pelo en el pecho, elimina el vello mediante la aplicación de una almohadilla adhesiva. Presiona firmemente hacia abajo y retira la almohadilla con el pelo adherido. Aplica una almohadilla adhesiva fresca en la zona sin pelo.
- Los músculos del pecho pueden sacudirse cuando se produce la descarga.

Qué hace un DEA:

- Reconoce el paro cardíaco que requiere una descarga eléctrica.
- Advierte cuando se necesita una descarga eléctrica.
- Da una descarga eléctrica, si es necesario.
- Te dice que "te pares alejado" de la víctima para tu seguridad.

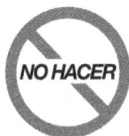

NO HACER

- No utilices el DEA si la víctima está en el agua.
- No utilices el DEA si el pecho de la víctima está cubierto de sudor o agua.
- No coloques una almohadilla del DEA sobre un parche de medicamentos, retira el parche con un guante y limpia el área antes de aplicar una almohadilla del DEA.
- No coloques una almohadilla de DEA sobre una plataforma de marcapasos (un bulto duro debajo de la piel del pecho).
- No toques a una víctima cuando el DEA aconseja "permanecer lejos" o mientras se está dando una descarga eléctrica.
- No utilices el DEA en niños menores de 12 meses.
- No uses almohadillas de DEA en niños menores de 8 años.

QUÉ HACER

- Si la víctima no responde y no respira aplica rápido el DEA. Los visualizadores muestran dónde colocar los dos electrodos adhesivos en el pecho de la víctima. Sigue las indicaciones. Se te indicará "estar de pie lejos", mientras que la máquina está analizando si es necesario, o no, un choque eléctrico.

- La **DEA** también puede indicarte que debes iniciar la **RCP**.
- Si la ayuda no ha llegado, los socorristas no entrenados deben continuar la RCP sólo con compresiones de pecho durante 2 minutos y volver a aplicar el DEA.
- Los socorristas entrenados luego de 5 series (2 minutos) de 30 compresiones y 2 respiraciones, deben volver a aplicar el DEA.

4. PRIMEROS AUXILIOS

Tomar la decisión de llamar a la ayuda médica de emergencia suele ser una de las primeras cosas que haces cuando llegas a la escena de una emergencia médica. Obviamente, algunas lesions menores no requieren del llamado a la emergencia médica, o incluso no requieren de una visita a un centro médico. El tratamiento puede ser realizado en el lugar de los hechos sin que se requiera más atención médica, a menos que surjan complicaciones. A continuación leerás algunos consejos que debes recordar acerca de los primeros auxilios:

- Una víctima puede ser transportada al hospital de forma segura por un compañero de trabajo o un amigo. Sin embargo, cuando no estés seguro de qué hacer, o si sientes que es necesaria una asistencia de emergencia, no dudes en pedir ayuda.
- Dar primeros auxilios no debe retrasar la activación de la llamada a la Emergencia Médica o de otra asistencia médica cuando sea necesario.
- Siempre es importante atender al seguimiento de la víctima y realizar RCP al nivel en el cual estés entrenado, mientras se administran los primeros auxilios.
- Un botiquín de primeros auxilios bien provisto es la clave para proporcionar la ayuda indicada. Asegúrate de que tu equipo contiene los elementos enumerados en la Lista del **Botiquín de Primeros auxilios.**

Recuerda, no causes más daño. Si no estás seguro o si tu intervención causa dolor en algún momento, detente.

QUÉ HACER

- Debes asegurarte que la escena sea segura para ti antes de acercarte.
- Preséntate ante la víctima y pide permiso para ayudar.
- Determina cuál es el problema y cuál es el tipo de ayuda que se necesita.
- Llama a Emergencia Médicas si alguien está gravemente enfermo, herido o si no estás seguro de qué hacer.

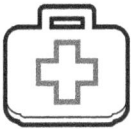

Para cada situación de primeros auxilios enumerada, hay una descripción del problema, una listade signos y síntomas, e instrucciones de qué hacer y qué no hacer en cada situación. Lo que debas hacer puede requerir de un **Botiquín de Primeros Auxilios** por lo tanto asegúrate de llevar uno contigo.

REACCIÓN ALÉRGICA

Muchos agentes, incluyendo alimentos, venenos, drogas, químicos y otras sustancias, pueden causar reacciones que van desde leves a severas y potencialmente mortales. La reacción progresiva puede aparecer en cuestión de minutos de exposición o puede expresarse horas más tarde. Las reacciones más graves por lo general se desarrollan a los pocos minutos de la exposición de la víctima al alérgeno. Muchas personas que saben que tienen alergias severas llevan una auto-inyección de Epinefrina (habitualmente con 2 dosis) para contrarrestar la reacción.

SIGNOS Y SÍNTOMAS:
Reacción Moderada
- Picazón, erupción cutánea con piel roja, urticaria
- Picazón alrededor de los ojos
- Inflamación en una marca de mordida / picadura
- Congestión nasal, estornudos

Reacción Severa
- Inflamación de la garganta, cara y ojos
- Dificultad para respirar
- Desmayos y Shock
- Pérdida de la conciencia.

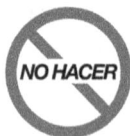

- No recoger animales que puedan morder o picar.
- No acosar o molestar a los animales.
- No elevar la parte del cuerpo que ha

sido mordida o picada.
- No frotar ni presionar la zona irritada.
- No aplicar un torniquete.
- No dejar que la persona abandone sus medicaciones contra la alergia.
- No darle a la víctima nada por boca, excepto su medicación contra la alergia.
- No extraer un aguijón.
- No provocar el vómito en la víctima después de haber comido alimentos que le causan alergia.

QUÉ HACER

- Si la reacción es severa consigue ayuda médica inmediatamente.
- Identifica la sustancia alergénica.
- Ayuda a la víctima a administrarse su propia medicina para las reacciones alérgicas.
- Controla la capacidad de respuesta y la respiración.
- Monitorea y trata un **Shock** si se presenta.

AUTO-INYECCIÓN DE EPINEFRINA

Cómo usarla:
- Quita la tapa de seguridad, no toques ningún extremo.
- Sostén el dispositivo firmemente en el puño en un ángulo de 90° en la mitad externa del muslo de la víctima, no en el glúteo.
- Aplica un pinchazo firmemente contra el muslo (se puede inyectar con ropa).

- Mantén el dispositivo firmemente en esa posición durante 10 segundos, ya que puede quedar una pequeña cantidad de medicación en el dispositivo.
- Quita la inyección y frota la zona durante 10 segundos.
- Si no se resuelve y no llega ayuda médica en 5-10 minutos, se debe considerar aplicar una segunda dosis.
- Ten en cuenta el tiempo transcurrido y permanece con la víctima hasta que llegue la ayuda médica.
- Desecha el auto-inyector apropiadamente.

Ver Reacciones alérgicas también en
Picaduras/Mordeduras

PICADURAS Y MORDEDURAS

Las picaduras o mordeduras de insectos, serpientes o arañas son usualmente problemas menores pero que pueden resultar en la transmisión de alguna enfermedad, por ejemplo, la enfermedad de Lime y Zika y el virus del Nilo Occidental. Ciertas picaduras o mordeduras de serpientes, escorpiones, arañas, pueden introducir venenos mortales dentro del cuerpo.

Habitualmente se desconoce qué es lo que causó la picadura o mordida, por lo tanto deberás guiarte por los síntomas o signos para proporcionar el tratamiento adecuado. En realidad, no importa qué es lo que ha causado la mordedura o la picadura, lo importante es que si se produjo la ruptura de la piel, pueden entrar gérmenes, por lo cual los primeros auxilios son importantes. La rabia de murciélagos y las picaduras de animales salvajes también deben considerarse.

La enfermedad del Lime se esparce mediante garrapatas que son extremadamente pequeñas. La mayoría de las víctimas no son conscientes de que han sido mordidas. Sólo una prueba de sangre puede determinar si una persona tiene la enfermedad de Lime. Si los resultados son positivos, es necesario un tratamiento con antibióticos. Cuando la enfermedad de Lime no se trata, la victim corre el riesgo de ser aquejada con una artritis paralizante, irregularidades neurológicas y cardíacas.

Consigue ayuda médica para:
- Picadura de garrapata
- Erupción, lesión tipo ojo de buey
- Fiebre
- Rigidez en las articulaciones
- Fatiga crónica
- Síntomas de gripe

El Virus de Nilo Occidental y elvirus Zika son transmitidos por mosquitos infectados. Sólo un examen de sangre puede determinar si la persona tiene el Virus del Nilo del Occidente o el virus del Zika. No existe ninguna medicina para esta enfermedad pero podría existir en el futuro.

Consigue ayuda médica para:
- Dolor de cabeza con rigidez en el cuello
- Fiebre alta
- Temblores, debilidad muscular
- Convulsiones / agarrotamiento
- Pérdida de la visión
- Entumecimiento, parálisis

¡La prevención es la mejor medicina! ¡Conoce cuáles son los peligros más comunes en tu áreay cómo evitarlos!

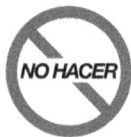
NO HACER

- No elevar la parte del cuerpo que ha sido mordida o picada.
- No evitar que la persona tome su medicina propia.
- No frotar ni presionar la zona irritada.
- No aplicar un torniquete.
- No tratar de succionar para extraer el veneno.
- No quitar la garrapata usando sus manos, frotando alcohol, un fósforo, gasolina o esmalte de uñas.
- No trata de atrapar aquello que mordió a la víctima; el tiempo que dedica a hacer esto retrasa el tratamiento.

- Monitorear la capacidad de respuesta y la respiración, realizar RCP si fuera necesario.
- Ayudar a la víctima a administrar la medicación para la reacción alérgica. Asistirla con un autoinyector de **Epinefrina** si fuera necesario.
- Aplicar compresas frías en la herida para aliviar el dolor y la hinchazón.
- Buscar signos de una **Reacción Alérgica** severa.
- Controlar el **Sangrado** si es necesario.
- Si la picadura fue causada por una abeja y el agujón está aún en la piel, retíralo raspando con una tarjeta de plástico, un cuchillo o una navaja.
- No aprietes al aguijón o la ampolla de veneno porque estarás enviando un nuevo suministro de veneno al torrente sanguíneo.
- Si una garrapata se incrusta en la piel debe ser eliminada antes de ser quitada en un único fragmento. Obtén ayuda médica para su adecuada eliminación.
- Si hay un animal involucrado, y se sospecha que es venenoso, trata de tomar fotos de él. Llama al **Centro de Control de Intoxicación y Envenenamiento** de la zona para obtener ayuda.
- Obtén ayuda médica si es necesario.

Para mordeduras de animales que rompen la piel:

- Asegúrate de que la zona sea segura. Evita animales que actúan de manera extraña, incluyendo seres humanos.
- Usa guantes para limpiar la herida con jabón y agua corriente.
- Luego detén el **Sangrado** aplicando presión.
- Informa de todas las mordeduras a la policía y centro de control de animales.
- Si hay hematomas o inflamación coloca una compresa fría (mezclar agua / hielo) envuelto en un paño sobre el área durante 20 minutos hasta que llegue la ayuda médica.
- Obtén ayuda médica para la prevención de infecciones.
- Se puede requerir un refuerzo de la vacuna antitetánica.

AMPUTACIÓN

Cuando una parte del cuerpo es amputada, total o parcialmente, es necesaria una acción rápida para ayudar a garantizar la mejor reparación posible. El tejido se puede preservar hasta por 18 horas si recibe el cuidado necesario de manera apropiada. La reinserción puede hacerse hasta 24 horas después de la amputación; sin embargo, la reinserción tiene las mayores probabilidades de ser exitosa si se realiza dentro de las 4 a 6 horas.

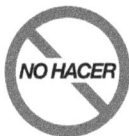

- No juzgues si la parte del cuerpo es demasiado pequeña o si está demasiado dañada para ser reconectada.
- No tires ninguna parte del cuerpo, no importa cuán pequeña sea.
- No separes la parte amputada de la víctima.
- No uses hielo seco para preservar una parte severamente dañada.
- No coloques la parte amputada directamente en el hielo o en agua.

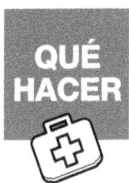

- Verifica si hay respuesta y respiración.
- Solicita asistencia médica.
- Proporciona los primeros auxilios para el **Sangrado**.
- Monitorea y trata el **Shock**, si ha ocurrido.
- Protege la parte amputada.
  - o Enjuaga la parte amputada, si es necesario, con agua limpia o esterilizada, luego cubre con un vendaje esterilizado.
  - o Coloca la parte amputada en una bolsa plástica sellada.

Coloca la bolsa en otro contenedor con hielo o agua con hielo. Etiquétalo con el nombre de la víctima.

- Mantén la parte amputada con la víctima todo el tiempo.

HEMORRAGIA

Una hemorragia externa es visible, mientras que una hemorragia interna no lo es. Sin embargo, ambas requieren atención médica. La seriedad de una herida externa no siempre se corresponde con el tamaño de la herida o con la cantidad de sangre perdida. Por ejemplo, una pequeña herida en la cabellera podría tener un sangrado abundante porque la cabeza tiene gran flujo sanguíneo. El sangrado de arteria es más serio y podría tomar más tiempo para detenerlo. Tú puedes ver solo signos fuera del cuerpo, como magulladuras e inflamación indicando que hay alguna lesion sangrante dentro del cuerpo.

A continuación hay más información acerca de la hemorragia que debes saber:

- Tenemos aproximadamente 5-6 litros de sangre en el cuerpo. Esta cantidad se necesita para mantener la circulación. La pérdida rápida de tan solo un litro de sangre puede resultar en un shock o en la muerte. Por eso es que se acelera el pulso de la víctima y luego se debilita a medida que se pierde la sangre. Si alguien está sangrando abundantemente es importante que te mantengas calmo y controlar la hemorragia y conseguir ayuda médica inmediatamente.
- Las hemorragias internas son difíciles de detectar, porque puede no haber dolor. Sospecha si alguien ha sufrido un trauma, incluso un trauma leve para alguien que toma medicamentos

anticoagulantes. Debilidad, palidez, y un pulso débil son signos de hemorragia interna. Es muy importante que consigas ayuda médica rápidamente.

- Pequeñas raspaduras o cortes superficiales que ya no sangran se curan mejor cuando se limpia la herida, se protege con una crema antibiótica, y se mantiene cubierta.

- Como resultado de las lesiones, la medicación y ciertas condiciones médicas, pueden causar que los órganos sangrar internamente, causando dolor, pérdida de la conciencia, e incluso la muerte.

HEMORRAGIA EXTERNA

SIGNOS Y SÍNTOMAS:

- Sangre fluyendo fuera del cuerpo.
- Si la sangre sale a borbotones, indica que hay una arteria rota.

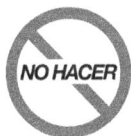

- No aplicar un torniquete a menos que hayas sido entrenado para eso.
- No presionar nada contra la piel.
- No aplicar pomadas o cremas antibióticas si la herida primeramente no ha sido limpiada.
- No quitar vendajes empapados de sangre.
- No presionar sobre un objeto que sobresale de la herida.

- No presionar en determinados puntos ni elevar la zona.
- No permitas que el vendaje saturado de sangre sobre una herida en el pecho se convierta en un apósito oclusivo

Heridas Con Sangrado Abundante

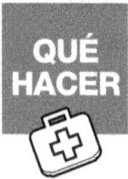

QUÉ HACER

- Llamar por ayuda médica.
- Aplicar una presión directa y continua sobre la herida usando un paño limpio o un vendaje durante 5 minutos sin levantar para mirar si se detuvo.
- Si la hemorragia empapa el vendaje:
  - o No quitar el vendaje original
  - o Aplicar más vendajes y más presión o un torniquete si estás entrenado para hacerlo.
- Obtén ayuda médica para limpiar y cerrar la herida.
- Controlar y tratar el **Shock** si se produce.

Heridas Con Sangrado Leve

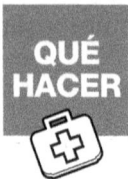

QUÉ HACER

- Limpiar la herida con jabón y agua corriente hasta eliminar las patículas extrañas.
- Aplicar presión directa firme y continua sobre la herida hasta que deje de sangrar.
- Una vez que se detuvo el sangrado aplicar un ungüento antibiótico. Cubrir con vendas.
- Si la venda se empapa con el sangrado, no quitar el vendaje original y aplicar más vendajes y presión.

Objetos Incrustados En Alguna Parte Del Cuerpo

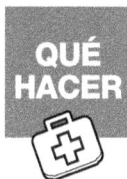

- Consigue ayuda médica.
- Estabiliza el objeto incrustado para evitar cualquier movimiento. Incluso una pequeña cantidad de movimiento puede causar daños internos graves. Si es necesario, estabiliza con varios vendajes hasta asegurarlo.
- Para controlar el sangrado, aplica presión directa alrededor de la herida.
- Controla y trata el **Shock** si se produjera.

Ver **Objetos Incrustados en los Ojos.**

HEMORRAGIA INTERNA

SIGNOS Y SÍNTOMAS:

- Náuseas
- Piel fría y pegajosa
- Dolor abdominal, sensibilidad
- Escupir o toser sangre
- Problemas al respirar después de la lesión
- Vómito con sangre o diarrea (también puede aparecer como granos de café)
- Pérdida de la conciencia sin causa aparente
- Signos de Shock

SOSPECHA si alguno de los signos y síntomas anteriores acompaña:

- Una lesión en el pecho o el abdomen
- Una herida de un disparo o una puñalada
- Un accidente automovilístico, caída de altura o lesiones peatonales
- Lesiones deportivas

NO HACER

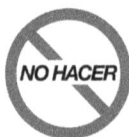

- No dar nada por la boca.
- No dejar sola a la víctima a menos que sea para buscar ayuda.

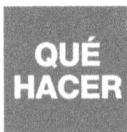

QUÉ HACER

- Asegúrate de que la zona no es peligrosa para ti para entrar.
- Llama a la ayuda médica.
- Si no tiene náuseas /vómitos y no sospechas de lesiones en la columna, coloca a la víctima en **Posición de Shock.**
- Si hay vómitos / náuseas, pero no se sospecha de lesiones en la columna vertebral coloca a la víctima en **Posición de Recuperación.**
- Controlar y trata el Shock si se presentara.
- Monitorear la capacidad de respuesta y la respiración. Realizar **RCP** si fuera necesario.

LESIONES DE HUESOS, ARTICULACIONES Y/O MÚSCULOS

Las lesiones de huesos, articulaciones y músculos son frecuentes, especialmente entre los deportistas y los ancianos. Puede ser difícil determinar si una lesión es una fractura, una torcedura, o un esguince, por lo tanto trata todas las lesiones como si fueran graves hasta que se demuestre lo contrario. Aquí hay más información que te ayudará a identificar la lesión y administrar los primeros auxilios.

- Una ruptura es un desgarro completo de un ligamento, un tendón o un músculo.
- Un moretón o magulladura es hinchazón, dolor y sangrado debajo de la piel como resultado de un golpe directo a la zona. La decoloración del sangrado debajo de la piel pueden durar varios días y los colores cambian con el tiempo.
- Los hematomas se forman cuando grandes cantidades de sangre se aglutinan debajo de la piel como resultado de un daño en un tejido.
- En las **fracturas abiertas**, el hueso roto atraviesa la piel y sale.
- En las **fracturas cerradas**, la piel sobre el hueso roto se mantiene intacta. Se necesita de una radiografía para determinar si se ha producido una fractura.

- **Esguinces y desgarros musculares** son lesiones en ligamentos y tendones que se producen con más frecuencia que las fracturas.
- Los **esguinces** ocurren en las articulaciones como consecuencia de una torcedura que puede provocar la ruptura o el sobre-estiramiento parcial o total de un ligamento. Se necesita realizer una radiografía de rayos x para determinar si hay una fractura o un esguince. Trata la lesión como si fuera una **fractura** hasta que se haya confirmado.
- El **desgarro muscular** ocurre cuando el músculo se sobre-estira o se desgarra. Habitualmente ocurre en la zona donde el músculo se inserta en el tendón y se une al hueso.

FRACTURAS

SIGNOS Y SÍNTOMAS:
- Hinchazón y hematoma casi inmediatos de la zona del hueso
- Incapacidad de mover normalmente la zona afectada
- Dolor y sensibilidad sobre el hueso
- Deformidad
- Extremos de los huesos expuestos

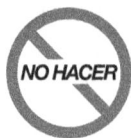
NO HACER
- No obligar a nadie a utilizar una parte del cuerpo que está dolorida.
- No enderezar un hueso deforme.
- No colocar hielo / paquetes fríos

directamente sobre la piel.

- No mover a la víctima si se sospecha que hay una lesión en el cuello o la columna, excepto que sea absolutamente necesario.
- No mover a la persona hasta que la lesión haya sido inmovilizada.
- No quitar los zapatos, botas, o ropa alrededor de una posible fractura.
- El entablillado no es necesario si la víctima puede darle al hueso roto el suficiente apoyo e inmovilidad.
- No entablillar un hueso posiblemente fracturado si eso causa dolor.

ENTABLILLADO

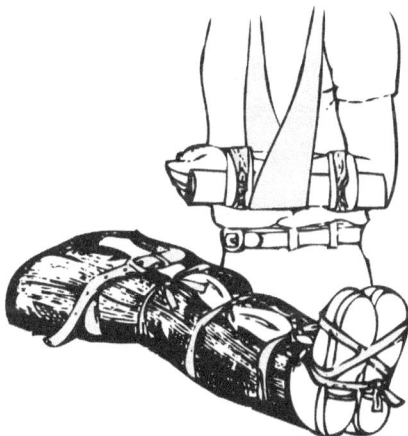

Puedes aprender diferentes técnicas de inmovilización en un curso de primeros auxilios. A continuación se presentan algunos de los fundamentos de la inmovilización que puedes utilizar si la ayuda no está en el camino y el movimiento es necesario.

QUÉ HACER

- Sostén ambos lados de la fractura cuando levantas la extremidad fracturada en la tablilla o férula. Si, por ejemplo, utilizas un periódico para el entablillado de una fractura del antebrazo, asegúrate de extender el periódico desde la mano hasta el codo de manera que incluya la articulación por encima y por debajo de la zona de la fractura.
- Comprueba siempre la circulación de la extremidad lesionada antes y después de la inmovilización. Ten en cuenta previamente el color de la piel.
- Una tablilla probablemente esté demasiado ajustada si el color de la piel cambia. Afloja los lazos del entablillado hasta que el color mejore. Si la víctima se queja de entumecimiento o si se produce una inflamación, afloja la tablilla.
- Procura atención médica inmediatamente.

FRACTURA CERRADA

El hueso roto no atraviesa la piel

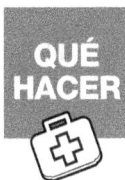

QUÉ HACER

- Pide ayuda médica si el hueso se encuentra anormalmente doblado.
- Estabiliza el área lesionada en su posición original. Entablilla si es necesario.
- Aplica paquetes de frío (mezcla de hielo/agua) a través de una barrera directamente en el area durante 20 minutos o hasta que se sienta incómodo.
- Eleva el área lesionada si se puede inmovilizar y no causa más dolor.
- Consigue asistencia médica.

FRACTURA ABIERTA – EXPUESTA

(Hueso roto que atraviesa la piel)

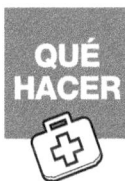

QUÉ HACER

- Obtén ayuda médica.
- Si es necesario controla el **sangrado** mediante la aplicación continua de presión sobre la zona de la fractura.
- Cubre la herida con una venda estéril.
- Estabiliza el área lesionada en la posición original. **Entablilla** si fuera necesario. (Lee las instrucciones sobre el entablillado.)
- Monitorea y trata el **Shock** si se produce.

ESGUINCE Y DESGARRO MUSCULAR

(Lesiones en articulaciones y/o músculos)

SIGNOS Y SÍNTOMAS:

- Se puede desarrollar hinchazón y hematomas inmediatamente o con el tiempo
- Es posible utilizar la parte lesionada, pero es doloroso.
- Dolor, irritación, sensibilidad.

QUÉ HACER

- Pide ayuda médica si es imposible soportar el propio peso o si se sospecha de una **fractura**.
- Si es necesario controla el **sangrado** mediante la aplicación de una presión suave sobre la zona de la fractura. Cubre con una venda estéril.
- Estabiliza el área lesionada y la posición original. **Entablilla** si fuera necesario. (Mira las instrucciones sobre el entablillado.)
- Aplica las siguientes medidas: descanso, hielo, compresión, y elevación. Hielo es un paquete frio (mezcla de hielo/agua) a través de una barrera directamente sobre el área por 20 minutos o hasta que se sienta incómodo. Los paquetes de gel reutilizables no enfrían tan bien.

LESIONES DE GENITALES

El dolor en los genitales puede ser causado por un traumatismo o por una enfermedad interna. Una hemorragia en esta zona puede ser grave y puede causar **Shock** e incluso la muerte. Si se sospecha de un cuerpo extraño, no intentes quitarlo. Busca ayuda médica. Las herramientas adecuadas y el conocimiento de anatomía aseguran que no haya más daño.

SIGNOS Y SÍNTOMAS:

- Dolor
- Sangrado
- Piel pálida
- Hematomas, hinchazón.
- Shock

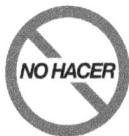

NO HACER

- No forzar a la víctima a adoptar una posición incómoda.
- No darle nada por vía oral en caso que sea necesaria una cirugía.
- No intentar quitar algún objeto atorado en la zona.

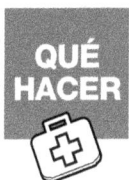

QUÉ HACER

- Conseguir ayuda médica si es imposible controlar la **Hemorragia** o si la víctima no se puede mover.
- Si la víctima sangra y está pálida colocarla en **Posición de Shock** hasta que llegue la ayuda médica.
- Encontrar una posición cómoda.
- Aplicar compresas frías (agua / hielo) si hay una inflamación y si el sangrado se ha detenido.
- Conseguir atención médica.

TRAUMATISMO EN LA CABEZA

El cerebro está amortiguado por el líquido cerebroespinal y encerrado en el cráneo. El traumatismo directo en la cabeza puede causar diferentes tipos de lesiones, incluyendo la fractura de cráneo, hemorragia en el cuero cabelludo, o un hematoma en el cerebro. Un trauma en la cabeza, incluso si es menor, puede representar una emergencia grave. Si cualquier lesión en la cabeza causa cambios en el estado de alerta, signos progresivos de conmoción cerebral u otras causas de preocupación, busca ayuda médica.

SIGNOS Y SÍNTOMAS:

- Dolor de cabeza, mareos
- Sangrado o chichón (protuberancia) en la cabeza
- Náuseas, vómitos
- Filtración de líquido desde la oreja y la nariz
- Somnolencia
- Comportamiento inapropiado
- **Inconsciencia** o falta de respuesta durante segundos a horas
- Pupilas desiguales (mancha negra en el ojo)
- **Convulsiones**

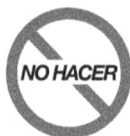

NO HACER

- No mover la cabeza de la víctima si sospechas que la espina dorsal está lesionada.
- No darle nada por vía oral.
- No tratar de mantener a la persona despierta.

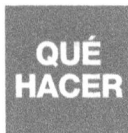

QUÉ HACER

- Llamar para recibir ayuda médica.
- Si es necesario mover a la víctima, muévela como una pieza. Usa a dos socorristas y la **Técnica de Rodar el tronco**.
- Si es absolutamente necesario mover a la víctima, usa la **Técnica de Arrastrar por la ropa.**
- Inmovilizar la cabeza y el cuello, si se sospecha una lesión de cuello o de columna.
- Monitorear la capacidad de respuesta y la respiración.
- Controlar la **Hemorragia** si está presente.
- Controlar si hay señales de traumatismos graves en la cabeza como el incremento de somnolencia, vómitos, **Convulsiones**, y pérdida de la función de partes del cuerpo.
- Mantener a la víctima calma hasta que llegue ayuda.

LESIÓN EN LA COLUMNA VERTEBRAL (ESPINAL)

Una lesión en la columna vertebral no siempre es evidente. Sospecha de una lesión espinal cuando se encuentren heridas en la cara o en el cuello. Las lesiones de la columna son a menudo el resultado de caídas, inmersiones, electrocución, accidentes de vehículo o moto, o deportes. Siempre sospecha de una lesión de columna hasta que se determine otra cosa, especialmente si la persona no está totalmente alerta o bajo la influencia del alcohol o las drogas.

SIGNOS Y SÍNTOMAS:
* Dolor de espalda o cuello
* Hormigueo o debilidad en brazos o piernas
* Cualquier traumatismo en la cabeza, espalda o pecho
* Pérdida de la sensación y la función de las extremidades
* Cambio en el nivel de respuesta -la persona no se encuentra totalmente alerta después de la lesión

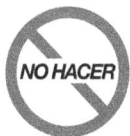

NO HACER
* No mover o trasladar a la víctima a menos que haya un peligro de incendio, explosión, u otro incidente que ponga en peligro la vida.
* No poner almohadas bajo la cabeza de la víctima.
* No darle nada de comer o beber a la víctima.

- Llamar a la asistencia médica.
- SÓLO si la víctima está en peligro inminente, usa la **Técnica de Arrastrar de la Ropa** para mover a la víctima a un lugar seguro. Sostén la cabeza y el cuello de modo que la persona no se mueva, flexione o gire.
- SÓLO si la víctima necesita darse vuelta usa la **Técnica de Rodar** el tronco.
- Inmoviliza la cabeza en la posición encontrada. Utiliza tus manos, mantas, ropa, o cualquier otro material disponible para sostener la cabeza y el cuello con firmeza.
- Calma y tranquiliza a la víctima hasta que llegue la ayuda.

PROBLEMAS RESPIRATORIOS

Los problemas de la respiración pueden ser causados por múltiples factores, incluyendo: enfermedades del corazón, infección pulmonar (neumonía), colapso de un pulmón, asma, tabaquismo, inhalación de gases, asfixia, traumatismo torácico o craneoencefálico. La aparición súbita de síntomas similares al asma debe ser tratada con el inhalador de rescate de la víctima. El miedo, el pánico y la ansiedad también pueden causar problemas respiratorios, causando respiración acelerada conocida como hiperventilación o sobre-respiración. La hiperventilación también podría ocurrir como consecuencia de condiciones médicas más graves incluyendo un ataque al corazón, sangrado o una infección grave.

SIGNOS Y SÍNTOMAS:

- Cara, labios o lecho ungueal (uña) de color pálido y/o azul
- Respiración ruidosa, respiración sibilante
- Tos

- Incapacidad para inhalar o falta de aire
- Respiración rápida,o respiración lenta.
- Dolor al inhalar

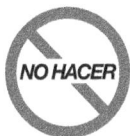

NO HACER

- No ignorar a una persona que está hiperventilando.
- No forzar a la víctima a adoptar una posición incómoda.

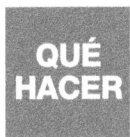

QUÉ HACER

- Sienta a la víctima en posición vertical con apoyo y afloja su ropa.
- Si está tomando medicamentos para **problemas de respiración** ayuda a la víctima con sus medicamentos.
- Si la víctima tiene un historial de ansiedad, háblale de forma tranquila tratando de reducir su estrés mediante la identificación de su miedo. Lleva a la víctima a un lugar tranquilo.
- Trata de mantener la calma y permanecer con la víctima hasta que mejore.
- Si la respiración no vuelve a la normalidad en poco tiempo, solicita ayuda médica.

INHALACIÓN DE HUMO

Las lesiones por inhalación de humo pueden hacerse evidentes inmediatamente o retrasarse. En un incendio, las víctimas suelen abrumarse por la inhalación de humo antes de que las llamas los alcancen. En otras situaciones el daño a los pulmones puede no ser evidente durante 36 horas luego de la exposición. Los niños y los ancianos son los más vulnerables. Los escapes de automóviles, los disolventes de limpieza y los productos químicos de uso diario suelen desprender vapores peligrosos. El tipo de vapor y el tiempo de exposición a ellos determinará la extensión del daño.

SIGNOS Y SÍNTOMAS:

- Quemaduras alrededor de la boca o el cuello
- Hollín en las fosas nasales o la flema
- Pelos chamuscados alrededor de la nariz
- Voz ronca o falta de voz
- Sibilancia (respiración con silbido)
- Babear o salivar
- Respiración ruidosa, sin aliento
- Sensación de quemazón al inhalar
- Confusión, desorientación

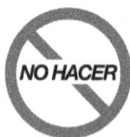

NO HACER
- No hacer un intento de rescate que ponga su propia vida en riesgo.
- Nunca entres a una habitación llena de humo por un incendio.
- No entres en un edificio lleno de humo, sin el equipamiento adecuado.

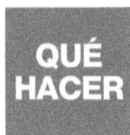

QUÉ HACER
- Llama a la ayuda médica.
- Retira a la víctima de la fuente de exposición.
- Monitorear la capacidad de respuesta y la respiración.
- Trata las **Quemaduras químicas** si están presentes.
- Si la víctima se puede sentar en posición recta pregúntale si puede hacer respiraciones lentas y profundas.
- Revisa si tiene otras lesiones mientras esperas por la ayuda.
- Todas las supuestas lesiones por inhalación, requieren atención médica.

ASFIXIA

La asfixia es una emergencia que amenaza la vida de la víctima. Cada segundo cuenta. Por lo general la víctima se toma la garganta con una o ambas manos. La falta de atención inmediata lleva a la víctima a la pérdida de consciencia y posteriormente a la muerte. La acción para eliminar una obstrucción respiratoria es un empuje abdominal, también llamado la *Maniobra de Heimlich* practicada en progamas de primeros auxilios. La técnica que se describe a continuación es para una víctima consciente quien tiene un año de edad o mayor. Si la persona está inconsciente o embarazada, o si es menor de un año, se deben realizar otros pasos. Puedes aprender los pasos para estas situaciones especiales en un curso de primeros auxilios.

SIGNOS Y SÍNTOMAS:

- Imposibilidad de hablar, toser o respirar
- Tos muy débil, prácticamente no hace ruido
- La víctima se toca / agarra su garganta, el signo universal de la asfixia
- Respiración ruidosa o de alta frecuencia
- Labios o piel azulados

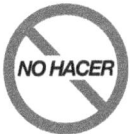

- No utilices este procedimiento si la persona es capaz de hablar o toser.
- No dejes sola a una persona que está tratando de aclarar la garganta o que está tosiendo de forma débil.

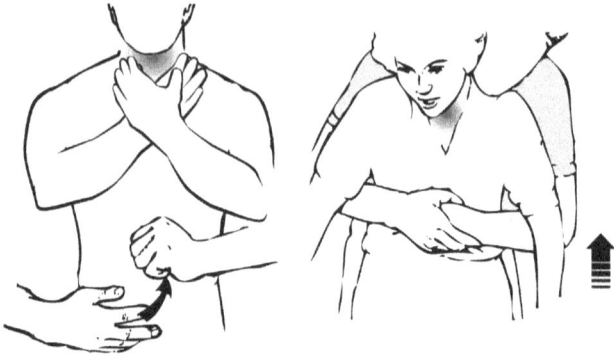

- Solicita ayuda médica.
- Pregúntale *"¿te estás ahogando?"* Si la víctima sólo contesta con la cabeza y no puede hablar dile"¿Puedo ayudarte?", dile que la vas a ayudar.
- Párate detrás de la víctima, inclina a la víctima hacia delante, y coloca tus brazos alrededor de su cintura.
- Haz un puño con una mano.
- Coloca el lado del pulgar del puño contra el abdomen, por debajo de las costillas de la víctima, justo encima del ombligo.
- Cubre el puño con tu otra mano, presiona en el abdomen hacia arriba, forzando a que el obstáculo salga de las vías respiratorias.
- Repite las presiones hasta que el objeto haya sido desalojado, y la víctima pueda respirar o toser.
- Consigue atención médica después de que el objeto haya sido desalojado incluso si la persona dice que se encuentra bien.
- Si la víctima se encuentra inconsciente inicia **RCP**.

EMERGENCIA POR ENVENENAMIENTO / INTOXICACIÓN

El envenenamiento/intoxicación puede ser accidental o intencional –drogas, químicos, y productos de limpieza hogareños son algunos de los potenciales venenos. ¡Pueden lastimar o matar! Los niños son las víctimas más comunes del envenenamiento accidental. Los adultos y adolescentes a veces usan el veneno para poner fin a sus vidas. Un veneno o toxina puede afectar a la persona a través del contacto con la piel, inyección, **Inhalación de Humo** o ingestión. Debes conocer el número telefónico del Centro de Ayuda al intoxicado en tu localidad y tenerlo a mano (en Estados Unidos es el 1-800-222-1222) desde cualquier lugar.

Todas las preguntas que puedas hacer acerca de los venenos, son importantes.

SIGNOS Y SÍNTOMAS:

- Náuseas, vómitos
- Dolor de cabeza
- Conciencia alterada
- Dolor abdominal
- Irritación local en el sitio de la exposición (ojos, piel, vías respiratorias)

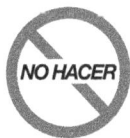

NO HACER

- No fiarse sólo de lo que dice la etiqueta del envase para informarte sobre los primeros auxilios en cada producto.
- No forzar a la víctima para que vomite, ni darle líquidos a menos que sea indicado por un médico o por el **Centro de Ayuda al intoxicado**. Debes estar seguro de que la víctima esté totalmente consciente previamente.

- No asumas que todo el mundo desea mejorarse. No dejes a la víctima sola si se sospecha de un intento de suicidio.

- Llama por ayuda médica.
- Protégete de la exposición al tóxico mientras estás ayudando a la víctima.
- Si el envenenamiento es en el ojo sigue las instrucciones de **Quemadas Químicas del Ojo**.
- Si el envenenamiento es en la piel quita cualquier ropa que haya estado en contacto con el veneno y deja correr el agua por lo menos 20 minutos y continúa hasta que la irritación cese.
- Si el veneno fue inhalado traslada a la víctima de inmediato a un lugar con aire fresco.
- Controla si aparecen **Problemas de Respiración.**
- Llama al **Centro de intoxicación** para recibir instrucciones específicas. Ellos querrán saber:
  - Tipo de veneno
  - Cómo sucedió el incidente
  - Edad de la víctima
  - Cantidad estimada y el horario en que ocurrió
  - Condición de la víctima
- ¡Sigue las instrucciones de **Centro de intoxicación**!

QUEMADURAS

Las quemaduras pueden ser dolorosas o indoloras. La gravedad de una quemadura puede no ser obvia por hasta 24 horas, y si no se trata apropiadamente se puede producir una infección. Hay tres grados de quemaduras que van de lo superficial a lo profundo. Las quemaduras se pueden clasificar según la fuente que las produce.

- **Calor:** quemaduras causadas por el fuego o el calor.
- **Química:** causada por productos químicos irritantes.
- **Eléctrica:** causadas por la corriente eléctrica.

Lo que debes saber:
- Cualquier quemadura más grande que un 1% del cuerpo (aproximadamente el tamaño de una mano de la víctima) requiere atención médica.
- Las quemaduras de los dedos, los genitales y los ojos siempre requieren de atención médica.
- Las quemaduras que involucran la cara, las vías respiratorias y el cuello son consideradas de riesgo vital y deberían obtener ayuda médica de inmediato.
- Todas las quemaduras de tercer grado no importa su tamaño requieren de atención médica.
- Cualquier persona que inhala humo, vapores o llamas (lee **Inhalación de Humo**) también tiene riesgo y requiere de una rápida atención médica.

- Recuerda, el calor puede causar que las vías respiratorias se hinchen, provocando **Dificultades para respirar**. Si sospechas que la víctima tiene las vías aéreas quemadas consigue atención médica urgente mientras monitores a la víctima si responde y respira.

Quemaduras de Primer Grado

SIGNOS Y SÍNTOMAS:
- Enrojecimiento de la piel
- Dolor
- Hinchazón moderada

QUÉ HACER	• Si es posible, coloca la zona quemada bajo agua fría corriente (no frío de hielo), por al menos 10 minutos. • Deja al descubierto. Protege la zona del sol, la suciedad y la fricción. • Vuelve a examinar en 24 horas y busca signos de quemadura de segundo grado. • La atención médica puede ser necesaria dependiendo de la ubicación.

Quemaduras de Segundo Grado

SIGNOS Y SÍNTOMAS:
- Fuerte enrojecimiento de la piel
- Ampollas
- Dolor

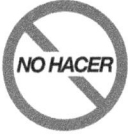

- No reventar las ampollas
- No colocar hielo directamente sobre la quemadura
- No enfriar a la víctima

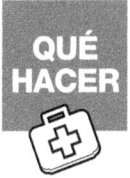

- Obtener atención médica inmediatamente si el área quemada es mayor al 1% del cuerpo, ubicada sobre una articulación, en la ingle o en la cara. Si se trata de un área pequeña, sumergir en agua fría y fresca (preferentemente agua esterilizada). O aplicar compresas frías (hielo/agua). Continúa hasta que el dolor disminuya.
- Secar con un paño limpio y cubrir con una venda antiadherente estéril protegiendo intactas las ampollas. (También se puede usar un plástico transparente y limpio para envolver alimento o una bolsa de plástico transparente.)
- Elevar el área quemada.
- Obtener ayuda médica.

Quemaduras de Tercer Grado

SIGNOS Y SÍNTOMAS:

- Daño a todas las capas de la piel, incluyendo los nervios
- Indoloro (porque los nervios han sido dañados)
- Piel curtida, seca, blanca o negra
- Posible carbonización de los bordes de la piel
- Área a menudo rodeada por quemaduras de primer y segundo grado

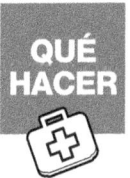

- Buscar ayuda médica.
- Monitorear la capacidad de respuesta y la respiración.
- Cubrir la quemadura ligeramente con un vendaje antiadherente estéril.
- Elevar el área quemada más arriba del corazón de la víctima, si es posible.
- Si la cara está quemada, hacer que el sujeto se siente.
- Mantener a la persona cálida y confortable.

- Atender y tratar los síntomas de **Shock** si se producen.

QUEMADURAS POR CALOR

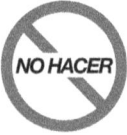

- No desprender la ropa pegada a la quemadura.
- No romper las ampollas.
- No aplicar ungüento o productos caseros a la herida, a menos que haya sido instruido por el personal médico.
- No aplicare hielo directamente al área quemada.
- No enfriar a la víctima mientras está enfriando la zona quemada.

- Detener el proceso de quemado quitando la ropa encendida y también retirar toda joya del area quemada. Algunos artículos, como los cinturones, continuarán ardiendo hasta ser eliminados.
- Si se queman las extremidades, quitar todas las joyas más allá de la quemadura ya que la hinchazón o inflamación puede cortar la circulación.
- Enfriar tan rápido como sea posible con agua potable durante al menos 10 minutos.
- Proporcionar los primeros auxilios según el grado de la quemadura.

QUEMADURAS QUÍMICAS

Antes de que ocurra un accidente, aprende procedimientos específicos de primeros auxilios para cualquier material peligroso al puedas estar expuesto. Consulta las instrucciones de emergencia en el envase o consulta la Hoja de Información de Seguridad (MSDS) o del **Centro de toxicología y envenenamiento** de tu zona.

SIGNOS Y SÍNTOMAS:

- Piel y ojos rojos e irritados
- Sensación de quemazón en el área de contacto

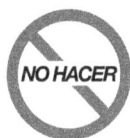

NO HACER

- No trates de neutralizar las quemaduras químicas a menos que seas supervisado por profesionales.
- No coloques ninguna medicina o producto casero en una quemadura al menos que sea recomendado por un médico.

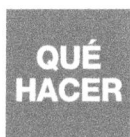

QUÉ HACER

- Asegúrate que brindar ayuda no implicará ningún riesgo para ti.
- Toma medidas para protegerte de la exposición a los químicos:
    o Quita la ropa contaminada
    o Cepilla los productos químicos en polvo de la piel con un guante o paño.
- Asegúrate de lavar el producto químico hasta que desaparezca completamente.
- Trata las **Quemaduras Químicas de los ojos** mediante un enjuague inmediato con agua tibia durante 15 minutos.
- Todas las quemaduras químicas requieren atención médica no importa cuál sea su tamaño.

QUEMADURAS POR DESCARGAS ELÉCTRICAS / SHOCK

Las lesiones por una descarga eléctrica pueden variar desde sólo una sensación de hormigueo hasta un Shock y la muerte. No siempre puedes decir desde afuera qué es lo que ocurrió por dentro. La electricidad pasa a través del cuerpo desde la entrada hasta la salida de la herida, causando daños a cualquier parte del cuerpo en su camino, incluso haciendo que el corazón lata de forma irregular o se detenga. Por ejemplo, si una fuerte corriente eléctrica ha entrado en la mano y ha salido por el pie, la corriente probablemente ha viajado a través de los órganos vitales, causando serias lesiones. La electricidad puede causar parálisis de los centros nerviosos, espasmos musculares con rotura de huesos, e interrupción de la respiración.

Si encuentras a una persona inconsciente tumbada cerca de una fuente eléctrica, asume que la persona es víctima de una descarga eléctrica. Todas las víctimas de descargas eléctricas y caída de rayos necesitan atención médica debido a que las lesiones pueden no ser evidentes.

SIGNOS Y SÍNTOMAS:
- Pérdida de la conciencia (súbita)
- Pulso débil
- Dificultad o ausencia de respiración
- Quemaduras sobre el cuerpo (pueden evidenciarse dos lesiones del tipo de las quemaduras, una en el lugar por donde la

corriente entró al cuerpo, y la otra en el punto donde salió).

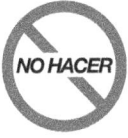

- No toques a una víctima de una descarga eléctrica que todavía está en contacto con la fuente de energía, o el cable mismo, incluso una parte aislada del cable.
- No toques a la víctima hasta que todos los cables se despejen. Un cable de alta tensión puede moverse y golpearte a ti o a otra persona.
- No intentes quitar un cable de alta tensión de la proximidad de la víctima bajo ninguna circunstancia.

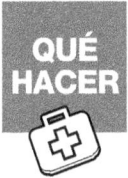

- Llama a Emergencia Médicas y al departamento de mantenimiento del edificio o a la empresa de servicio público si se trata de un cable de alta tensión. Nunca intentes quitarlo tu mismo.
- Asegúrate que las personas en las cercanías estén conscientes del peligro existente.
- Apaga el suministro eléctrico, si es posible. En el hogar, el interruptor suele estar cerca de la caja de fusibles.
- Si no puedes apagar la fuente central de energía (y no hay un cable de alta tensión en contacto con la víctima), párate sobre una superficie seca y desconecta a la víctima de la fuente de descarga, utilizando un objeto largo no-conductor de la electricidad, como un palo de fibra de vidrio, una escoba, o una soga.
- Después de que la fuente de la descarga eléctrica haya sido removida, comprueba la capacidad de respuesta y

la respiración de la víctima. Realizar
RCP si fuera necesario.

* Monitorea y trata el **Shock** si está
presente.

* Los rayos pueden causar graves
Quemaduras, Fracturas, incluso una
Lesión en la columna vertebral, por lo
tanto trata todas estas lesiones.

* Si las heridas son evidentes, cúbrelas con una venda seca y
estéril.

EXPOSICIÓN AL CALOR

El cuerpo funciona más eficazmente dentro de un rango
estrecho de temperatura. Las altas temperaturas
aumentan la tasa metabólica corporal y disminuyen su
eficacia. La pérdida de líquido y la dilatación de los
vasos sanguíneos se producen con el objetivo de enfriar
el cuerpo. Ser una persona mayor y/o tomar ciertas
medicinas puede predisponer a una persona a mayor
riesgo de padecer enfermedades por exposición al calor.
Las dos principales emergencias médicas
asociadas con la exposición al calor son el golpe de calor
(deshidratación) y la insolación.

GOLPE DE CALOR
(DESHIDRATACIÓN)

SIGNOS Y SÍNTOMAS:

- Sudoración: piel fría y húmeda
- Dolor en los músculos, debilidad y fatiga
- Náuseas, vómitos
- Temperatura ligeramente elevada
- Dolor de cabeza
- Desorientación

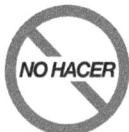

NO HACER

- No ignorar los síntomas. Si no se trata, la enfermedad por calor puede empeorar.
- No darle a la víctima ningún estimulante, incluyendo alcohol o cigarros.
- No aplicar hielo directamente sobre la piel.
- No permitir que la víctima, al enfriarse, llegue a un punto que comience a temblar.
- No dejar sola a la víctima.
- No frotar alcohol u otra cosa que no sea agua sobre la piel de la víctima.

QUÉ HACER

- Alejar a la persona del calor.
- Pasar una esponja o rociar con agua fría, y abanicar a la víctima. Detenerse si la víctima tienen piel de gallina o temblores.
- Aplicar ropa fría y húmeda.
- Si la víctima está consciente y puede tomar líquidos, haz que la víctima beba 16 oz. / 0.5 L cada 30 minutos de una mezcla de electrolito con hidratos de carbono, jugo o leche hasta que esté recuperado.
- Obtener atención médica si la persona no mejora continuamente.

INSOLACIÓN

SIGNOS Y SÍNTOMAS:

- Piel caliente y seca
- Piel roja o con manchas
- Imposibilidad de beber
- Respiración superficial

- Temperatura corporal extremadamente elevada
- Confusión mental, comportamiento extraño
- Convulsiones
- Pérdida del conocimiento

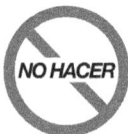

NO HACER

- No ignorar los síntomas. Si no se trata, la enfermedad por calor empeora
- No esperar para comenzar a enfriar a la víctima.
- No obligarlo a tomar líquidos a la fuerza.
- No darle aspirina a la víctima o cualquier otro medicamento para bajar la temperatura.
- No dar a las víctimas ningún estimulante, incluyendo el alcohol y cigarros.
- No aplicar hielo directamente sobre la piel.
- No permitir que la víctima se enfríe tanto que comience a temblar.
- No dejar a la víctima sola.

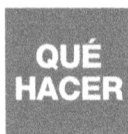

QUÉ HACER

- Llamar por ayuda médica.
- Quitar a la persona del calor si fuera posible.
- Quitar la ropa de la víctima y colocarla en un baño fresco hasta el mentón, si es posible, o aplicar compresas frías en el cuello, las axilas y la ingle.
- Si la víctima no responde o deja de respirar comenzar la **RCP**.
- Siempre se requiere atención médica.

EXPOSICIÓN AL FRIO

Nuestro cuerpo se ve afectado por las temperaturas, particularmente cuando son extremas. El temblor protege al cuerpo frío produciendo calor, pero este mecanismo no alcanza cuando tenemos mucho frío. El agua en nuestra piel y tejidos se puede cristalizar y congelar, causando un funcionamiento y una sensación anormal. Los dedos, la nariz, y las orejas son especialmente sensibles al frío. El congelamiento y la hipotermia son dos situaciones de emergencia asociadas con la exposición al frío. La hipotermia puede poner en riesgo la vida y debe ser tratada de forma inmediata. Puede llevar días a una persona que recobró el calor de su cuerpo mostrar signos de funcionar correctamente.

CONGELAMIENTO

SIGNOS Y SÍNTOMAS:

- Frío, adormecimiento, o piel dolorosa
- El color de la piel cambia de blanco a amarillo a gris
- La piel está dura al tacto
- La piel no se mueve cuando la presionas

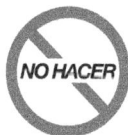

- No frotar o masajear la parte afectada.
- No romper las ampollas.
- No dar estimulantes a la víctima, incluyendo alcohol y tabaco.
- No dejar a la víctima sola. El congelamiento puede llevar a la hipotermia que, a su vez, puede derivar en la muerte.
- No colocar la zona afectada en agua caliente.
- No utilizar calentadores químicos en las áreas congeladas.

QUÉ HACER

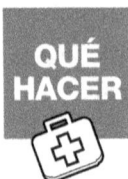

- No usar estufa, almohadillas eléctricas, o fuego para calentar la parte afectada.
- No descongelar la parte congelada si existe una posibilidad de que se vuelva a congelar o si la ayuda médica está cerca.
- Trasladar a la víctima a una zona cálida, y taparla con una manta térmica.
- Colocar las partes afectadas en agua tibia (100 ° a 105 ° F / 37.8° - 40.6° C) durante al menos 20 a 30 minutos o hasta que la piel se torne roja.
- Después del calentamiento, mantener los dedos afectados separados con una gasa seca.
- Dar líquidos calientes.
- Si las sensaciones normales no han regresado en 30 minutos, busca atención médica.

HIPOTERMIA

SIGNOS Y SÍNTOMAS:
Hipotermia Leve

- Escalofríos
- Pérdida de la coordinación
- Confusión, comportamiento irracional
- Necesidad urgente de orinar

Hipotermia Severa

- No más temblores, los músculos están rígidos y entumecidos
- Tambaleo
- Respiración lenta
- Presión arterial baja, pulso débil
- Frecuencia cardiaca baja, irregular

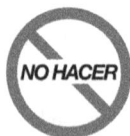

NO HACER

- No dejar a la víctima sola.
- No usar agua caliente para calentar la víctima.
- No darle líquidos calientes, alcohol, o nada por la boca.
- No mover a la víctima a menos que sea necesario.
- No frotar o masajear a la víctima.

- Buscar ayuda médica. Si la víctima no responde y no respira, un socorrista no entrenado puede comenzar con las compresiones de pecho antes de recalentarlo.
- Si te encuentras lejos de un área de cuidados médicos, comienza a recalentar a la victim rápidamente.
- Aleja a la víctima del frío. Tu meta es prevenir más pérdida de calor, y darle calor.
- Se requiere de un calentamiento rápido:
  - Quita la ropa mojada de la víctima.
  - Cubre la cabeza de la víctima, no la cara.
  - Si es posible sumerge a la víctima en agua caliente (100 ° a 105 ° F- 37.8° a 40.6° C) hasta labarbilla.
  - Si no se puede sumergir a la víctima, aplica una manta térmica o tu propio cuerpo para calendar a la víctima.
  - Aplica paños tibios –no calientes- en el cuello, axilas e ingle. Reemplaza a medida que se enfrían.
- Permanece con la víctima y trata de mantenerla caliente, mientras monitoreas la respuesta y la respiración hasta que llegue la asistencia médica.
- Si la víctima debe ser movido, hazlo suavemente, manteniendo a la víctima

en posición horizontal.

ATAQUE CARDIACO

El músculo cardíaco requiere un suministro constante de sangre y oxígeno. Un ataque cardíaco se produce cuando ese suministro se interrumpe o se bloquea. La liberación de un coágulo de sangre de las arterias coronarias endurecidas es a menudo el culpable. Muchas enfermedades, así como las drogas, especialmente cocaína y el uso de la píldora anticonceptiva, pueden causar un ataque al corazón. La atención médica inmediata puede salvar de la muerte a los músculos cardíacos. La arteria obstruida se debe abrir rápidamente con medicamentos o cirugía en un reconocido Centro de Dolor Torácico hospitalario. La atención especializada debe incluir la inducción de hipotermia.

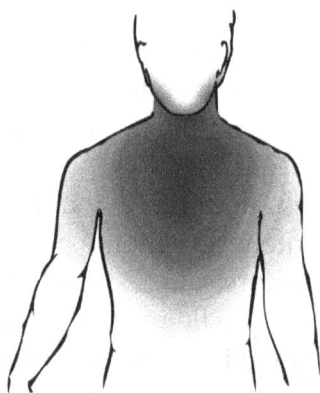

SIGNOS Y SÍNTOMAS:

- Presión incómoda, sensación de presión en medio del pecho, hombros, mandíbula o brazos.
- Ritmo cardíaco irregular (palpitaciones)
- Náuseas, vómitos
- Sudor
- Piel pálida ceniza
- Dificultad para respirar
- Ansiedad, sensación de muerte inminente.

NOTA: No todos los signos y síntomas ocurren en cada ataque al corazón. Las mujeres los diabéticos y las personas mayores a menudo presentan síntomas vagos y diferentes.

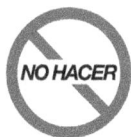

NO HACER

- No tratar de aliviar el dolor realizando caminatas o estiramientos.
- No forzar a la víctima a adoptar una posición incómoda.
- No darle nada por vía oral, salvo prescripción médica de la víctima, como la nitroglicerina o la aspirina
- No dejar a la víctima sola.

QUÉ HACER

- Llamar por ayuda médica. Tiempo perdido es músculo perdido.
- Si la víctima está inconsciente y no respira:
  - Aplicar el DEA (desfibrilador) si está inmediatamente disponible.
  - Si el DEA no está disponible, pedir ayuda y realizar RCP.

- Si responde:
    - ○ Aflojar la ropa y ayudar a la víctima con sus medicamentos.
    - ○ Tranquilizar a la víctima mientras se mantiene el calor.
    - ○ Si sospechas que el dolor cardiaco y no está contraindicado (por infarto, hemorragia o alergia) alienta a la víctima a masticar dos aspirinas para niños (baja dosis) o una aspirina para adulto. Si no estás seguro, no suministres aspirina.
    - ○ Monitorear la capacidad de respuesta y la respiración hasta que llegue la ayuda.

DOLOR DE PECHO

El malestar descrito como "dolor" en el área del pecho puede tener diversas causas. Siempre piensa en primer lugar en un posible **Ataque Cardíaco**. Las infecciones pulmonares (neumonía), bronquitis, asma, coágulos en la sangre, o un pulmón colapsado, todos pueden causar dolor en el pecho. Un traumatismo en el pecho puede causar una fractura en las costillas y/o causar daño a los órganos que están por debajo. Obtener atención en un centro hospitalario reconocido especializado en este tipo de problemas, como dolor de pecho, puede ser determinante.

SIGNOS Y SÍNTOMAS:

- Dolor en el pecho, puede estar asociado sólo con el movimiento o la respiración
- Fiebre, sudoración, palidez
- Tos
- Imposibilidad de respirar normalmente
- Ansiedad

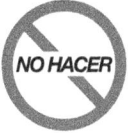

NO HACER

- No esperar a que el dolor desaparezca si la víctima está empeorando.
- No tomar en cuenta la edad o en la personalidad para descartar posibles causas graves para el dolor de pecho.
- No darle a la víctima nada de beber ni de comer.
- No darle a la víctima medicamentos de otra persona, excepto que así lo indique el personal médico.
- No dejar sola a la víctima.

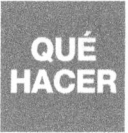

QUÉ HACER

- Ayudar a que la persona encuentre una posición cómoda.
- Monitorear la capacidad de respuesta y controlar si hay **Problemas de Respiración.**
- Obtener atención médica.

ATAQUE CEREBRAL

Un ataque cerebral se produce cuando un vaso sanguíneo que se dirige al cerebro o que está dentro del cerebro explota o cuando se obstruye y no fluye sangre al tejido cerebral. Cuando el flujo sanguíneo se detiene, el tejido cerebral comienza a morir. ¡Tiempo perdido es cerebro perdido! Si dentro de las 3 - 4.5 horas se suministran drogas anticoagulantes o eliminación de coágulos dentro de 6 a 16 horas y hasta 24 horas, es posible abrir algunas de las arterias bloqueadas. Recuerda que horas incluye el tiempo destinado a la evaluación médica. Cada minuto cuenta, por lo tanto, la atención médica inmediata es importante. Tu función como socorrista consiste en reconocer los signos y síntomas de un ataque cerebral y ayudar a la víctima a que sea trasladada rápidamente a un centro hospitalario especializado en ataque cerebral.

El **ataque isquémico transitorio** ("TIA" por sus siglas en inglés) también llamado "ataque cerebral de advertencia", o "mini-ataque cerebral" causa signos y síntomas iguales a los del ataque cerebral pero pasajeros. Esta es una señal de que un ataque cerebral cerebro podría aproximarse. Los ataques isquémicos transitorios (TIAs) no deben ignorarse aún si los síntomas desaparecen rápidamente.

SIGNOS Y SÍNTOMAS:
- Repentinos e inexplicables mareos / problemas para caminar

- Dolor de cabeza repentino e intenso, "peor que nunca"
- Oscurecimiento súbito o pérdida de la visión por lo general en un ojo
- Incapacidad repentina para hablar, discurso arrastrando las palabras o incoherente
- Pérdida repentina de la sensación y/o la función de cualquier mitad de la cara, brazos o piernas
- Confusión repentina, pérdida de consciencia

Realiza una prueba rápida:

Cara: pídele a la persona que sonría. Si uno de los lados se cae podría sugerir un AIT o un ataque cerebral.

Brazos: Pídele a la persona que sostenga ambos brazos en frente del cuerpo. Si uno de ellos se cae, podría sugerir una AIT o un ataque cerebral.

Hablar: Pídele a la persona que repita una frase simple. Si la persona dice cosas incoherentes, o no se le entiende lo que habla podría ser un ataque cerebral o AIT.

Tiempo: Si cualquiera de estos síntomas están presente, llama a la asistencia médica. Pregunta cuál es el centro especializado en ataque cerebral más cercano.

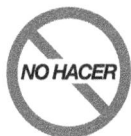

- No darle nada de comer o de beber a la víctima.
- No demorar en conseguir atención médica.

QUÉ HACER

- Buscar asistencia médica inmediatamente.
- Comprobar y controlar la capacidad de respuesta y la respiración.
- Calmar y tranquilizar a la víctima hasta que llegue la ayuda.
- Poner a la víctima en una posición confortable y cómoda.
- Si la víctima pierde la conciencia colocarla en la **Posición de Recuperación.**
- Permanecer con la víctima hasta que llegue la ayuda.

CONVULSIONES

Una convulsión se describe habitualmente como descargas eléctricas al azar del cerebro que causan que el cuerpo se mueva de forma errática. Hay diferentes situaciones que pueden desencadenar una convulsión. Habitualmente las convulsiones son el resultado de una enfermedad, una lesión en la cabeza, un ataque cerebral, un aneurisma, hipoglucemia, envenenamiento y fiebre alta. Los niños hasta los 5 años son especialmente propensos a las convulsiones por fiebre elevada. Tu función como socorrista es asegurarte que la víctima no se haga daño durante la convulsión. Las convulsiones pueden aparecer en diferentes formas. Casi siempre cesan espontáneamente, y la víctima tendrá un período de sopor, sueño o confusión antes de despertarse gradualmente.

SIGNOS Y SÍNTOMAS:

- Falta de respuesta
- Pérdida del control muscular con movimientos reflejos de una o varias partes del cuerpo.
- Pérdida de control de las funciones del cuerpo.
- Puede durar segundos a minutos.

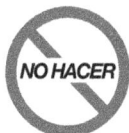

NO HACER

- No forzar ningún objeto entre los dientes de la víctima.
- No sostener a la víctima hacia abajo.
- No arrojar agua a la víctima en un intento por detener las convulsiones.
- No dejar a la víctima sola.

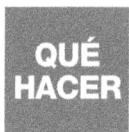

QUÉ HACER

- Llamar a la asistencia médica.
- Prevenir lesiones eliminando todos los objetos que la víctima podría usar para golpear. Colocar almohadones alrededor de la víctima, si es posible.
- Quedarse con la víctima, controlando si hay **Problemas respiratorios.**
- Si la víctima se muerde la lengua y está sangrando, esperar a que el ataque se detenga antes de dar los primeros auxilios para **la Hemorragia**
- Si no hay sospechas de lesión en la cabeza, el cuello o la columna, después de que el ataque se detenga colocar a la víctima en **Posición de Recuperación**.
- Si la causa es la fiebre, tratar enfriar a la víctima hasta que esté suficientemente alerta como para tomar medicamentos para bajar la temperatura.
- Monitorea la capacidad de respuesta y la respiración.
- Busca atención médica.

LESIONES EN BOCA Y DIENTES

Las lesiones en la zona de la boca, incluyendo la mandíbula y los dientes pueden tener Buenos resultados si se utilizan técnicas sencillas de primeros auxilios. El sangrado de la boca puede ser grave si las vías respiratorias y la respiración están bloqueadas por la sangre o por dientes desprendidos. Los labios pueden sangrar e hincharse rápidamente debido a un suministro de sangre abundante.

SIGNOS Y SÍNTOMAS:
- Dolor, inflamación
- Sangrado
- Incapacidad para cerrar la boca
- Dificultad para respirar

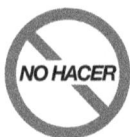

NO HACER
- No forzar la apertura o cierre de la mandíbula.
- No jalar de un diente que está parcialmente salido.
- No tocar la parte del diente que se encontraba dentro de la encía.
- No usar la fuerza para reinsertar el diente.
- No tratar de detener el sangrado si no puedes ver su origen.

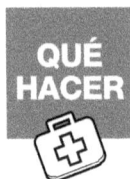

QUÉ HACER

Si tiene dificultad para hablar o respirar:
- Solicitar ayuda médica.
- Colocar a la víctima en una posición cómoda.

Si hay sangrado en la boca y no hay pérdida visible de un diente:
- Usar guantes y aplicar presión en el área donde se ve sangrado con una gasa o un paño limpio.
- Aplicar almohadillas frías (mezcla de agua y hielo) a la inflamación.

- Si el sangrado está profundo en la boca, colocar a la víctima en la **Posición de recuperación** para evitar que se asfixie con la sangre.
- Conseguir ayuda médica si el sangrado no se detiene o si la víctima tiene problemas para respirar.
- Monitorear y tratar el **Shock** si está presente.

Si el diente está flojo:
- Hacer que la víctima muerda suavemente una gasa para mantener el diente en su lugar.
- Conseguir asistencia dental.

Si el diente se sale:
- Sostener el diente por la corona.
- Si entra con facilidad, introducirlo dentro de la cavidad.
- Si no, lavar los dientes con agua y luego colocarlos en-solución conservante, como la solución salina balanceada de Hank, el propóleo, la leche entera, el agua de coco o la clara de huevo. Esto ampliará la viabilidad del diente.
- Llevar a la víctima y al diente al dentista tan pronto como sea posible.
- Lavar la herida sangrante con agua corriente.
- Detener la hemorragia de la encía aplicando presión con un trozo de algodón o gasa por al menos cinco minutos, aumentando la presión si fuera necesario.

LESIONES DE OÍDO

Las lesiones y/o dolor de oído, más allá de su causa,
requieren atención médica. Un problema del oído puede
proceder del oído interno, medio o externo. El tímpano
puede romperse por un golpe directo, una infección, un
ruido muy fuerte o por una inmersión muy profunda o
buceo. La suciedad y las bacterias del conducto externo
pueden viajar al oído interno, causando una infección.
La presencia de supuración desde el oído también
puede ser un signo de una lesión en la cabeza. Las
condiciones del oído pueden afectar la audición, el
equilibrio y causar mareos.

SIGNOS Y SÍNTOMAS:
- Dolor, dolor de oído
- Dolor de cabeza
- Dolor de mandíbula o dolor de diente
- Hinchazón, supuración (secreciones)
- Problemas de audición
- Náuseas, vómitos
- Vértigo, mareos, pérdida del equilibrio

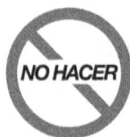

NO HACER
- No intentar quitar ningún objeto del canal auditivo a menos
  que se pueda ver claramente.
- No bloqueare ninguna supuración que viene del oído.
- No intentar limpiar la supuración en el canal auditivo.
- No mover a la víctima si se sospecha que tiene una lesion
  de cuello o columna vertebral.
- No asumir que una pieza de la oreja amputada no se puede
  volver a insertar.
- No permitir que la víctima coloque nada en su oído,
  incluyendo el dedo, para sacar algo.

LESIÓN DEL OÍDO EXTERNO

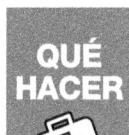

- Si proviene de una **Lesión en la Cabeza** consigue ayuda médica.
- Si hay **Sangrado** aplica presión directa.
- Si una parte ha sido amputada, sigue los pasos para tratar la **Amputación**.
- Aplica compresas frías para disminuir la hinchazón.
- Consigue atención médica.

CUERPO EXTRAÑO EN EL OÍDO

QUÉ HACER

- Mantener la calma y tranquilizar a la víctima.
- Mirar dentro del oído con una linterna.
- Si puedes ver el cuerpo extraño:
    - o Si la víctima coopera, utiliza pinzas para quitar el objeto
    - o Si no tienes éxito, inclina la cabeza con la oreja afectada hacia abajo.
- Si no puede ver el cuerpo extraño:
    - o No trates de quitarlo
    - o Inclina la cabeza con la oreja afectada hacia abajo.
- Si sospechas que el objeto es un insecto:
    - o Evita mover la cabeza
    - o Un insecto tratará de trepar por lo tanto coloca el oído afectado hacia arriba
- Consigue atención médica.

TÍMPANO ROTO / SUPURACIÓN DEL OÍDO

- Si sospechas de una **Lesión de Cabeza** como la causa de la supuración consigue asistencia médica.
- Cubre el oído externo con una gasa seca estéril
- Haz que la víctima se acueste con el lado del oído afectado hacia abajo, si no hay signos de lesión de la cabeza o el cuello.
- Consigue atención médica.

LESIÓN EN LOS OJOS

Las lesiones en los ojos, no importa cuál sea la causa, requieren atención médica inmediata. Sin embargo, cuando los ojos se irritan por cualquier sustancia, deben lavarse por al menos 20 minutos antes de salir a la asistencia médica o mientras se espera que llegue. Las lesions oculares pueden ser atemorizantes para la víctima. Asegúrate de calmar y asegurar a la víctima lo mejor que puedas. El dolor de ojos también puede ser causado por problemas médicos, como glaucoma, por lo tanto siempre procura atención médica para el dolor ocular.

SIGNOS Y SÍNTOMAS:
- Dolor
- Exceso de parpadeo, lagrimeo
- Enrojecimiento, sangrado e hinchazón
- Problemas visuales
- Sensibilidad a la luz

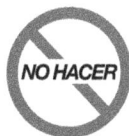

- No intentar retirar cualquier objeto del ojo con cualquier líquido que no sea agua esterilizada o agua limpia.
- No demorar el lavado de un ojo irritado.

- No intentar sacar cualquier objeto atascado en el globo ocular.
- No frotarse los ojos adoloridos.
- Nunca aplicar presión al globo ocular, aún para detener el sangrado.

OBJETO EN EL OJO

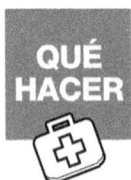

- Enjuaga el ojo:
  - Usa agua limpia o esterilizada.
  - Enjuaga suavemente desde la parte interna del ojo cerca de la nariz hacia el área exterior.
  - Cuando enjuagas levanta el párpado superior y baja el párpado inferior.
  - Lavar la zona interior del ojo al lado de la nariz hasta la parte exterior
  - Pídele a la víctima que gire los ojos en círculo.
- Pide asistencia médica si el objeto no se remueve o si la irritación persiste.

QUEMADURAS QUÍMICAS DE LOS OJOS

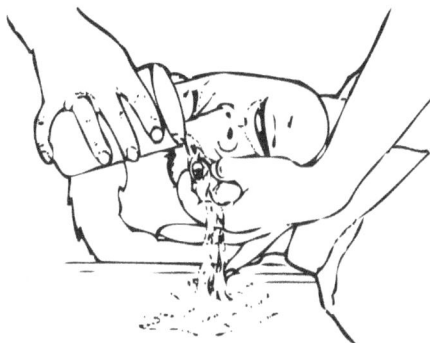

- No te demores. Comienza a limpiar con agua de inmediato. Sostén el párpado abierto y vierte agua fresca sobre los ojos o colócalos debajo de una fuente suave de agua. El agua debe fluir desde la zona interna del ojo, al lado de la nariz, hacia la zona exterior, para evitar la contaminación del otro ojo.
- Enjuaga por al menos 20 minutos antes de acudir a la ayuda médica. La duración –no la cantidad- de irrigación de agua es importante.
- Consigue atención médica por cualquier quemadura químicas en los ojos.

CORTES DEL OJO O DEL PÁRPADO

- Aplica suavemente compresas frías y un vendaje seco estéril en el área.
- Mantén ambos ojos cerrados.
- Consigue atención médica inmediatamente.

OBJETO INCRUSTADO EN EL OJO

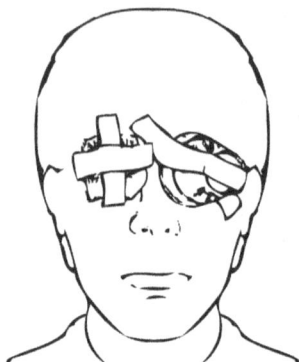

- Cubrir el objeto que sobresalga del globo ocular sin tocar el ojo ni el objeto, usando un vaso de papel o un objeto similar que no se perturbe el objeto incrustado.
- Cubrir ambos ojos con un vendaje seco y estéril para evitar el movimiento natural del ojo lesionado.
- Obtén atención médica inmediatamente.

SANGRADO NASAL

Una hemorragia nasal es producida habitualmente por un golpe directo a la cara o a la cabeza, por problemas de alta presión arterial, o por el uso de medicación anticoagulante, como la aspirina. Es difícil saber cuánto es el sangrado de la nariz ya que la víctima habitualmente traga parte de la sangre.

SIGNOS Y SÍNTOMAS:
- Sangrado de una o ambas fosas nasales
- Escupir o vomitar sangre

- Dolor de cabeza, sensación de presión de los senos paranasales y los oídos
- Dificultad para respirar

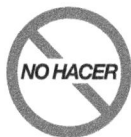

NO HACER

- No pedir a la víctima que incline su cabeza hacia atrás.
- No usar almohadillas de hielo sobre la nariz o la frente.
- No presionar sobre el hueso de la nariz entre los ojos.
- No apretar las fosas nasales y presionar hacia la cara si se sospecha que hay huesos rotos en la cara.

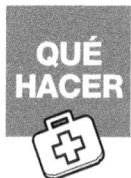

QUÉ HACER

- Usa guantes u otra barrera para cubrir las manos.
- Sienta a la víctima, inclínala levemente hacia delante, y revienta los coágulos de sangre.
- Inmediatamente aprieta la parte blanda de ambas fosas nasales mientras presionas contra el hueso de la cara.
- Continúa aplicando una presión constante durante 5 minutos, apretando más fuerte si sigue sangrando.
- Pide ayuda si no puedes detener el sangrado después de 15 minutos, o si el sangrado es abundante o si la víctima tiene problemas para respirar.

PÉRDIDA DE CONSCIENCIA

Este es un estado anormal de la conciencia en el cual la víctima no puede ser despertada. Hay diferentes niveles de inconsciencia, desde la somnolencia hasta el coma. La víctima no necesariamente tiene que estar inmóvil. La pérdida de consciencia puede ser breve, como en el desmayo. Son muchas las causas médicas que pueden resultar en la pérdida de la consciencia. Entre ellas la hipoglucemia (baja concentración de azúcar en la sangre), un traumatismo en la cabeza, y las intoxicaciones, entre otras. Siempre, asegúrate de que la persona no esté durmiendo
antes de llamar a la asistencia médica.

SIGNOS Y SÍNTOMAS:

- Somnolencia, desorientación e incoherencia
- Inmovilidad y silencio
- No responde al tacto y a la voz fuerte.

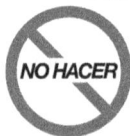

NO HACER

- No darle a la víctima nada de comer o de beber.
- No moverla si existe algún signo de traumatismo, cortes, bulto o chichón, o sangrando.
- No dejar sola a la víctima.
- No tratar de despertar a la víctima con agua en la cara o palmadas en la cara.
- No colocar almohadas bajo la cabeza, ya que esta posición podría bloquear las vías aéreas.

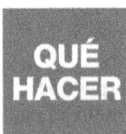

QUÉ HACER

- Llamar a la asistencia médica.
  - o Averiguar las posibles causas de la inconsciencia.
  - o Monitorear la capacidad de respuesta y la respiración.
- Controlar si hay **Convulsiones**.
- Si no hay posibilidad de que la víctima tenga una lesión espinal o en la cabeza, ponerla en **Posición de Recuperación**.
- Si se sospecha de un nivel bajo de azúcar en la sangre (hipoglucemia):
  - o Revisar el nivel de azúcar en la sangre si es posible.
  - o Si la víctima puede seguir órdenes y tragar con seguridad, administra tabletas de glucosa (preferentemente), jugo de naranja, caramelo blando suave o rollos de frutas - sin sustitutos de azúcar).
  - o Asistir a la víctima con su propia inyección de glucagón para tratar la hipoglucemia.
  - o Vuelva a revisar 15-20 minutos después del tratamiento.
- Permanece con la víctima hasta que llegue la asistencia médica.

SHOCK

Cualquier lesión o enfermedad grave puede resultar en un shock, que es una condición que puede poner en riesgo la vida. Un shock puede ocurrir rápidamente o gradualmente. Es una falla del corazón y de los vasos sanguíneos que provoca que no aporten suficiente oxígeno a todas las partes del cuerpo. Sin oxígeno, los diferentes sistemas del cuerpo, especialmente el corazón, el cerebro y los riñones- comenzarán a funcionar más lentamente y, finalmente, morirán. El grado de impacto está determinado por una serie de factores, incluyendo:

- Edad (especialmente en los muy jóvenes y los muy viejos)
- Estado general de salud de la víctima
- Fatiga excesiva
- Una maniobra brusca
- Retraso en la ayuda médica.

SIGNOS Y SÍNTOMAS:
- Ansiedad, inquietud
- Pulso rápido o débil
- Respiración rápida y superficial
- Piel pálida y fría
- Labios y uñas azules / pálidas
- Confusión mental, mareos, desmayos
- Extremidades frías
- Sed, bica seca
- Náuseas

NO HACER

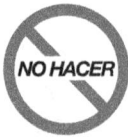

- No levantar la cabeza de la víctima si se sospecha de alguna lesión en la pierna o en la columna.
- No darle a la víctima nada de comer o de beber.

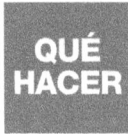

QUÉ HACER

- Llamar a pedir ayuda médica.
- Controlar la **Hemorragia**.
- Comprobar y controlar la capacidad de respuesta y la respiración.
- Si no hay sospecha de lesiones en la columna colocar a la víctima en **Posición de Recuperación**.
- Mantener a la víctima caliente hasta que llegue la ayuda médica.

5. TÉCNICAS DE PRIMEROS AUXILIOS

En esta sección, aprenderás algunas de las técnicas de primeros auxilios sugeridas a lo largo de esta guía. Una vez más, ten en cuenta que hay una diferencia entre la lectura acerca de las técnicas y la práctica a cargo de un instructor de primeros auxilios. Leer sobre primeros auxilios no reemplaza el entrenamiento en primeros auxilios.

El posicionamiento de la víctima sólo se debe hacer para evitar el peligro o para
proporcionarle a la víctima atención médica.

Sólo cambia la posición de la víctima si:
- Está **Inconsciente**
- Hay peligro inminente en el lugar del incidente
- Vomita o tiene desechos en la boca
- Está en **Shock**

¡Recuerda - no hacer más daño!

LA TÉCNICA DE RODAR COMO TRONCO

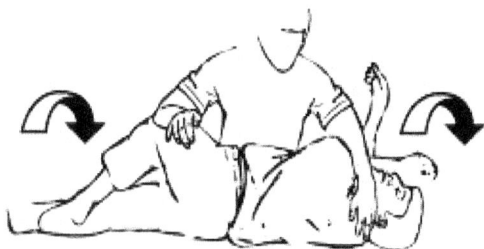

Esta técnica te permite voltear de forma segura a una víctima que se encuentra acostada boca abajo, si tiene dificultades para respirar y no se sospecha de daño vertebral. Recuerda que es importante rodar a la persona como una sola unidad a la vez.

Si tienes ayuda, estabiliza la cabeza y el cuello de la persona mientras instruyes a tu ayudante para que haga rodar el cuerpo de la víctima como una unidad hacia su espalda o hacia la **Posición de recuperación.**

Si estás solo:
* Arrodíllate en el área de la cintura de la víctima.
* Trata de rodar a la víctima como una sola unidad sujetándola del hombro opuesto y de la cadera opuesta, girando a la víctima hacia ti.
* Tan pronto como se inicia el movimiento, retira tu mano del hombro para sostener la zona de la cabeza y el cuello hasta que la víctima se encuentre en posición plana o **Posición de recuperación**.

LA TÉCNICA DE ARRASTRAR POR LA ROPA

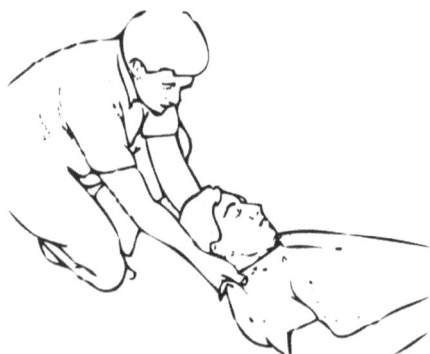

Si estás solo y la víctima debe ser movida, sigue estos pasos:

- Coloca a la víctima sobre su espalda y coloca tus brazos debajo de los hombros de la víctima y tomando su ropa. (Ten cuidado de no causar una obstrucción de la vía aérea tirando de la camisa demasiado fuerte.)
- Apoya la cabeza de la víctima, manteniéndola tan cerca del piso como sea posible
- Arrastra a la víctima por su ropa, manteniendo el cuerpo alineado. Jala a la víctima como una unidad. Sostén la cabeza y el cuello como una unidad, para que no se doble o gire.

POSICIÓN DE RECUPERACIÓN

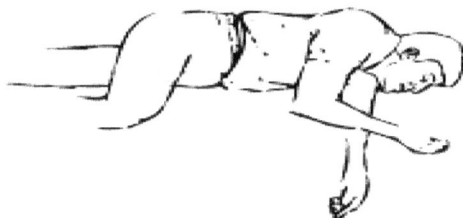

No coloques a la víctima en posición de recuperación si se sospechas de una lesión en la columna vertebral.

Una víctima que no responde pero que respira normalmente se debe colocar de lado. Flexiona ambas piernas para estabilizarlo. Las posiciones en las que se recuesta a la víctima de lado ayudan a prevenir que la sangre o el vómito entren en sus pulmones. Las víctimas que se dejan solas deben estar en esta posición.

POSICIÓN DE SHOCK

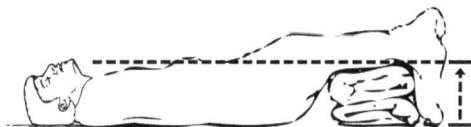

NO muevas y no coloques a la víctima en posición de shock si sospechas de lesión vertebral.

Coloca en esta posición a una persona que responde y respira normalmente con signos de shock. Solo hazlo si no hay evidencia de trauma o lesión y si no causa dolor.

- Acuesta a la víctima sobre su espalda. No pongas almohadas bajo la cabeza.
- Eleva las piernas (si no hay dolor) arriba del nivel del corazón o a un mínimo de 6-12 pulgadas / 15-30 cm (alrededor de 30°-60°) sobre el nivel de la superficie.
- Cubre a la víctima para mantener la temperatura corporal y para que esté cómoda.

6. FICHA DE INFORMACIÓN DE EMERGENCIA

Dedica tiempo ahora para completar toda la información necesaria que el operador de
emergencias necesitará conocer, de modo que estés listo para actuar rápida y correctamente en caso de una emergencia.

1. UBICACIÓN DEL BOTIQUÍN DE PRIMEROS AUXILIOS

DEA_____

2. NÚMEROS DE TELÉFONO DE EMERGENCIA
(Coloca un asterisco junto al número que debes llamar primero en tu área)

EMERGENCIA DE SERVICIOS MÉDICOS (EMS)

MÉDICO DE CABECERA / PERSONAL

DEPARTAMENTO DE BOMBEROS

POLICÍA

CENTRO DE TOXICOLOGÍA

HOSPITAL MÁS CERCANO

Direcciones:

---

3. CUANDO LLAMES POR AYUDA DEBES ESTAR LISTO PARA PROPORCIONAR LA SIGUIENTE INFORMACIÓN
TU NOMBRE

TIPO DE EMERGENCIA

Número de personas heridas _____

UBICACIÓN DE LA EMERGENCIA

Dirección / número de apartamento, cómo cruzar

Las Calles / puntos de referencia cercanos

Las intersecciones principales

Número de teléfono del que estás llamando

4. DESCRIBE LO QUE SUCEDIÓ

Puedes recibir instrucciones sobre cómo ayudar antes de que llegue la Emergencia Médica. Alguien debería estar disponible para transmitir instrucciones si el lugar del accidente no está cerca de un teléfono.

5. MANTENTE EN EL TELÉFONO HASTA QUE TE DIGAN QUE PUEDES COLGAR EL TELÉFONO.

7. LISTA DE VERIFICACIÓN DEL BOTIQUÍN DE PRIMEROS AUXILIOS

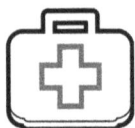

- Mantén un botiquín de primeros auxilios en el hogar, en el trabajo y en el automóvil.
- Repone todo lo que se usó.
- Deja saber a todos los interesados dónde se encuentra el botiquín.
- Lleva el botiquín de primeros auxilios cuando vayas a ayudar a alguien.

CHECKLIST
- Guía de Primeros Auxilios con la Hoja de Información completa.

Equipamiento
- Máscara de RCP (protector facial)
- Hisopos de algodón
- Compresas frías
- Vasos de papel
- Manta térmica
- Termómetro
- Bolsas plásticas que se pueden sellar

Medicación
- Toallitas antisépticas
- Solución estéril para ojos.
- Aerosol antiséptico/anestésico
- Ungüento antibiótico
- Loción de calamina antihistamínico
- Carbón Activado (pastillas / polvo)

Instrumentos
- Pinzas
- Tijera de punta roma
- Jeringa de pera / succión

Varios
- Guantes descartables
- Velas, cerillas a prueba de agua
- Linterna de bolsillo

- Papel/lápiz
- Toallas de papel
- Jabón
- Clip de seguridad

Vendajes

- Bola de algodón estéril
- Toallas esterilizadas
- Parches estériles para los ojos
- Almohadillas de gasa estéril
- Cinta adhesiva hipoalergénica
- Venda elástica
- Venda enrollada
- Vendas estériles antiadherentes
- Tela adhesiva
- Vendaje triangular
- Vendajes mariposa